ギャンブル障害
回復トレーニング
プログラム（SAT-G）
活用ガイドブック

監修　松本俊彦
編著　小原圭司・佐藤寛志

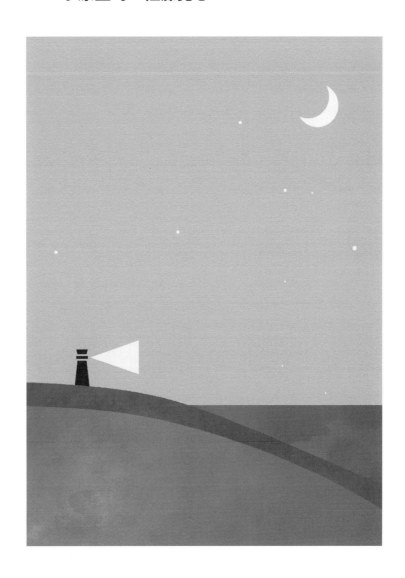

中央法規

監修にあたって

　ギャンブル障害の治療・相談支援体制の強化は、今日、我が国の精神保健福祉行政における喫緊の課題となっています。その背景には、カジノ招致をめぐる国会での議論など、政治的事情もありますが、そもそも、それ以前より我が国はギャンブル大国であり、欧米諸国に比べて国民のギャンブル障害罹患率が高かった、という事実を忘れるべきではないでしょう。

　それもそのはずです。海外ではギャンブルは原則として犯罪ですが、我が国の場合、パチンコ・スロットといったグレーゾーンなギャンブルがあります。加えて、競輪、競馬、競艇、オートレースといった公営ギャンブルまで存在するのです。

　もちろん、国にしても、こうした事態に対して手をこまねいてきたわけではありません。特に近年では、我が国の依存症対策を牽引する久里浜医療センターを中心に、治療法の開発と普及、そして援助者の育成と専門医療機関の拡充が、急ピッチで進められてきました。しかしながら、昨今におけるコロナ禍の影響もあり、残念ながら想定通りの進捗とはなっていないようです。

　こうした現状を見渡すとき、本書の刊行はまさしく時宜を得たものというべきでしょう。編著者の小原圭司氏と佐藤寛志氏の両氏は、早くからギャンブル障害回復トレーニングプログラム「SAT-G」を開発し、島根県立心と体の相談センターにおいて積極的にギャンブル障害の支援をしてきました。今こそ、両氏の経験と知恵を国内に広めていく必要があります。

　振り返れば10年近く前、私は、両氏から、「『SMARPP』（私が開発した、薬物依存症集団療法プログラムのことです）を改変し、ギャンブル障害支援ツールを開発したい」との相談を受けました。「面白そう」と思った私は快諾し、以来ずっと両氏の実践と試行錯誤を応援してきました。

　そんなわけで、SMARPPとSAT-Gとは兄弟関係にあるといえるでしょう。実際、両者の間には多くの共通点があります。なかでも次の2点は重要です。1つは、いずれも「やめること」をまだ迷っている人にまで支援の間口を広げ、支援実践を通じて援助者を育成し、回復のための社会資源を増やすことを目的としている、という点です。そしてもう1つは、治療上最も有害なのは、「（薬物やギャンブルが）とまらないこと」ではなく、「援助者との関係性が途切れてしまうこと」、もっとわかりやすくいえば、「当事者が一人で悩むこと＝孤立すること」にあると見なす、という点です。

　一方で、微妙に異なる点もあります。ギャンブルの場合、アルコールや薬物とは違って、いくらやり過ぎても、内臓を壊したり、幻覚や妄想が出現したりはしません。それだけに、ギャンブル障害の当事者は「自分が病気である」とか、「治療が必要なもの」という自覚を持ちにくい傾向があります。もちろん、「ギャンブルをいっさいやめる」という決断も容易ではありません。さらに困ったことに、表面上は社会

的活動が維持できてしまうのです。実際、ギャンブル障害に罹患する人の多くが何らかの仕事を持ち、家計の柱を担っています。

　おそらくそうした影響からか、ギャンブル障害の当事者は、アルコール・薬物依存症以上に、専門医療機関や自助グループ、民間支援団体につながりにくい印象があります。というのも、そうした社会資源で提供される治療・支援は、通常、完全な「断ギャンブル」を前提としており、プログラムのセッションは高頻度かつ長期にわたります。ときには入院や入所を提案されることもあるでしょう。もちろん、そうした治療の効果は疑うべくもないのですが、まだ問題意識の乏しい人であれば、相談には行ったものの、「これでは仕事との両立は無理」と早々に治療を諦めてしまいます。なにしろ、ギャンブルでつくった借金の返済に追われていますから、仕事に対する執着は人一倍強いことでしょう。

　だからこそ、ギャンブル障害の治療では、当事者のニーズを重視し、柔軟性をもって治療計画を立てることが、アルコールや薬物の依存症以上に大切になってくるのです。その点、SAT-GやSAT-Gライトの「月1回、1クール3〜6セッション」という分量は、仕事への影響を最小化した現実的なものといえます（ちなみにSMARPPは、週1回、1クール24セッション）。

　もちろん、「この程度の介入では回復なんか無理」という反論もあるでしょう。とはいえ、非現実的な要求をした結果、治療を拒絶されてしまっては元も子もありません。大切なのは、「ホームランを狙って空振りする」のではなく、「フォアボールでもよいからまずは塁に出る」ということです。そして、いつか本気で自身の問題と向き合うチャンスが訪れた際に、「次は、もっと強度の高い治療に取り組もう」と思えるような、「未来への種蒔き」をしておくことなのです。

　本書一冊があれば、ギャンブル障害の理解と支援の実際が一望できます。ギャンブル障害の病態や医学上の位置づけ、これまで国内外の研究で積み上げられてきた知見、それから、インテーク面接やアセスメントの方法、ワークブックの各セッションの進め方、さらには、ロールプレイの実際や、プログラムの立ち上げから運営、後進育成、果ては効果検証の知見まで、SAT-Gにかかわるあらゆることが、まさに「かゆいところに手が届く」という感じで書き込まれています。ですから、本書を傍らに置いておくだけで、まるでプログラム開発者、小原氏と佐藤氏の両氏が温かく見守っているのを感じるはずです。その意味で、本書は、当事者だけでなく、「援助者が一人で悩むことを防ぐ＝孤立を防ぐ」機能も備えているといえるでしょう。

　これまで私は、監修という、いわば「高みの見物」のような気楽な立場から、このSAT-Gの誕生と、その後の度重なる改訂の現場に立ち会ってきました。そしてそのたびに、臨床実践での気づきを反映しながら進化、洗練されていく様子に、大げさで

なく瞠目させられてきました。

　本書は、現時点におけるギャンブル障害支援指南書の最高峰です。本書を通じて、多くのギャンブル障害援助者が誕生することを心より祈念しております。

2022 年 2 月

国立精神・神経医療研究センター精神保健研究所
薬物依存研究部　部長

松本俊彦

はじめに

　この本を手に取ってくださってありがとうございます。今、このページを読んでいるあなたは、ギャンブルを繰り返すなかでさまざまな問題が生じ、行き詰まってしまい、ギャンブルとの付き合い方を見直すきっかけを求めているギャンブル障害の当事者の方でしょうか。それとも、そんな当事者の支援をしたいという気持ちを持った、支援者の方でしょうか。この本は、そのどちらの方にとっても役に立つようにという願いを込めて作られました。

　この本の主題であるSAT-G（ギャンブル障害回復トレーニングプログラム）は、元々、島根県の精神保健福祉センター（島根県立心と体の相談センター）に勤める私たち2人が、ギャンブル障害に特化した、依存症の回復のためのプログラムとして、2015年以降、継続的に開発・実践し続けてきたものです。その土台となっているのは、この本の監修者である松本俊彦氏が中心になって開発された、薬物依存症のための回復プログラムであるSMARPP（せりがや覚せい剤再乱用防止プログラム）です。私たち2人は、松本氏の指導を仰ぎながら、SMARPPの内容を、ギャンブル障害に苦しむ当事者の方に適するように、徹底的に改変しました。さらに、SAT-Gを受講した当事者の方々からの数々のフィードバックをもとに、毎年改訂を加えてきました。この本で扱っているSAT-Gは、その最新版となる2022年バージョン、SAT-G2022です。

　私たちは、SAT-Gの実践のなかで、本当にたくさんの当事者の方が回復していくことを目の当たりにしたことで、ぜひこれを日本全国に広めたいと考え、2017年以降、AMED（国立研究開発法人日本医療研究開発機構）や厚生労働科学研究といった公的資金の援助を受けて、全国の精神保健福祉センター、都道府県の指定する依存症専門医療機関等に向けて、SAT-Gの使い方を中心とする研修を毎年継続的に行ってきました。その結果、その研修の受講者は600人を超え、全国の精神保健福祉センターにおけるSAT-Gの活用率は88％（69センター中61センター、2022年1月1日現在）となっています。また、各都道府県が策定するギャンブル等依存症対策推進計画においても、多くの都道府県で、対策としてSAT-Gを活用することが明記されるようになりました。

　こうしたなかで、さまざまな方々から、この研修の受講を希望するお問い合わせを毎日のようにいただくようになりました。また、研修を受講し終わった方々からも、「研修内容を復習し、さらに学びを深めるための書籍が欲しい」といった声をいただくようになりました。そこで、今回、中央法規出版のご協力で、この本を出版することになりました。

　この本の第1章から第4章までが、研修で行っている内容のすべてをまと

めたものですが、書籍化にあたり、研修では時間の都合で触れることのできなかった部分を、思い切り加筆しました。そのため、文字数でいうと、研修でお話した内容のほぼ2倍になっていることをご了承いただけたらと思います。

第1章では、「ギャンブル障害の基礎知識」と題して、SAT-Gを実施するしないにかかわらず、ギャンブル障害の支援にかかわる人ならだれでも、これだけはぜひ知っておいてほしいという知識を可能な限りわかりやすくまとめています。これは、支援者のみならず、正確な知識を求める当事者、家族の方にも役に立つ内容であると考えています。

第2章の「SAT-Gの基礎知識」は、SAT-Gを実施する際に私たち2人が大切にしていること、そして、SAT-Gを実施する際に支援者に知っておいていただきたいことをまとめました。そしてその一番の中心は、「どこまでも当事者の思いに寄り添い、それを実現するために、伴走型の支援を行う」ということです。私たちのプログラムSAT-Gが、世界中のほかのギャンブル障害の回復プログラムと最も異なるのはこの部分だと考えています。そしてそれが一番明確になるのは、プログラムの第1回目で、当事者に、ギャンブルと今後どういうふうに接していくかという目標を設定してもらうところです。その際に私たちは、「回復のためには断ギャンブルしかないですよ」とか、「回復のためには断ギャンブルが望ましいけれど、あなたが節ギャンブルを目指すのであれば、止めはしませんよ」といった言い方は決してしません。まずは目標設定の前に、当事者と一緒に、しっかり時間をかけて、ギャンブルをするメリット・デメリットを考えていきます。そして、それを行った上で当事者が決めた目標であれば、どんな目標であっても、それを心から尊重し、全力で応援するという態度を表明します。ですから、この章は、当事者の方々にも、SAT-Gを実施する支援者がどういうスタンスで支援しているのかを知っていただくために、ぜひとも読んでいただきたい内容になっています。

第3章は、「SAT-Gの使い方」です。この本のまさに中核となる章であり、SAT-Gをどのように実施していけばよいかについて、第1回から第5回、そしてアンコールセッションに至るまで、SAT-Gワークブックの全ページについて丁寧に解説しています。支援者の方は、本章を参照すれば、自信をもってSAT-Gの各回のセッションを進めることができるでしょうし、当事者の方は、巻末付録のSAT-Gワークブックと、本章の該当する部分を見比べながら、ひとりでSAT-Gを自習することもできるでしょう。また、当事者の方が、支援者と一緒に行った、その日のSAT-Gのセッションの内容を復習する際にも役立つでしょう。

第4章は「ロールプレイの実際」です。前述の研修では、第1章から第3章までの内容の講義の後、SAT-Gを実際に行っている様子を動画で見ていただいています。そして、研修では、それを参考にしながら、二人一組になって、受講者役と支援者役にわかれて、模擬的なロールプレイを行いま

す。本章では、この動画の URL をご案内しますので、この本を第 3 章まで読み進められた後に、ぜひこの動画を見ていただけたらと思います。きっと、活字だけでは伝わらない、SAT-G の生の雰囲気を感じ取っていただけるはずです。支援者の方は、この動画を参考にして、ぜひご自身でも、ほかの支援者と二人一組になってのロールプレイに挑戦してください。

　第 5 章、第 6 章は、研修でほとんど触れていない部分となります。第 5 章は、「SAT-G ライトの概要」と題して、SAT-G の短縮版である SAT-G ライトを私たちがなぜ開発したか、どのように活用していけばよいかについて記載しました。SAT-G ライトは、ギャンブル障害に加えて、知的障害、発達障害、学習障害などの合併症を抱える当事者に向けて開発したプログラムです。実は、このような合併症を抱えるギャンブル障害の当事者向けのプログラムは、世界的に見てもほかにまだ存在しないようです。ぜひ、今後、このプログラムも詳しくご紹介できたらと考えています。

　第 6 章は、「私たちが SAT-G を開発した理由」です。私たちがなぜこのプログラムを開発したのか、その効果はどれだけあったのか、また、具体的にどのように普及していったのかについてまとめています。

　そして、この本には、巻末付録として SAT-G ワークブックがついています。内容はもちろん最新の SAT-G2022 です。この本を購入された支援者の方が、個人的に、当事者に向けたプログラムとして実施される場合は、この付録部分については、PDF ファイルをダウンロードして印刷してご使用いただけるようになっています。

　以上がこの本の内容となります。私たちは、今後も、SAT-G の使い方を中心とした研修を続けていきたいと考えています。支援者の方は、可能な限り、私たちが行っている研修に参加した上で、SAT-G を実施してください。依存症支援において最も大切な、当事者の方と向き合う姿勢をお伝えするには、リアルタイムでの肉声にまさるものはないと考えるからです。また、当事者の方が、この本を用いてギャンブル障害について学ばれる場合も、この本を読み終わったら、ぜひ支援者や自助グループのもとに足を運んでみてください。依存症の回復で最も大切なことは人と人とのつながりであるといわれています。きっと、そのつながりのなかで、得られるものがあると思います。

2022 年 2 月

小原圭司

注：SAT-G の使い方の研修受講をご希望の方は、研修問合せ用のメールアドレス
　　satg20220101@gmail.com までご連絡ください。おってこちらからご連絡いたします。

第 1 章　ギャンブル障害の基礎知識

第 | 章

ギャンブル障害の基礎知識

ギャンブル障害に関連する行政の取組み

ギャンブル障害に関連する情勢

　ギャンブル障害に関する支援が、行政として本格的に始まったのは、2016年の12月、特定複合観光施設区域の整備の推進に関する法律、いわゆるIR推進法といわれる法律が成立した時からです。この法律が国会で成立した際に、衆議院と参議院それぞれで、議員による附帯決議がなされ、「ギャンブル等依存症患者への対策を抜本的に強化すること」と記載されました（図表1-1、1-2）。つまり、IRを推進することと引き換えに、依存症対策を抜本的に強化するべきだと衆議院、参議院から指示されたわけです。そしてそのおかげで、その後の支援が非常にスムーズに進むようになりました。

　そして、IR推進法成立の1年8か月後である2018年7月には、ギャンブル等依存症対策基本法が成立しました。さらに、翌2019年4月に、ギャンブル等依存症対策推進基本計画という国の基本計画ができました。そして、国は2019年9月に、「ギャ

図表1-1　**衆議院の附帯決議**

> ギャンブル等依存症患者への対策を抜本的に強化すること。我が国におけるギャンブル等依存症の実態把握のための体制を整備するとともに、ギャンブル等依存症患者の相談体制や臨床医療体制を強化すること。加えて、ギャンブル等依存症に関する教育上の取組を整備すること。また、カジノにとどまらず、他のギャンブル等に起因する依存症を含め、関係省庁が十分連携して包括的な取組を構築し、強化すること。

図表1-2　**参議院の附帯決議**　　　　　　　　※赤字は衆議院の附帯決議に付け加えられた部分

> ギャンブル等依存症患者への対策を抜本的に強化すること。我が国におけるギャンブル等依存症の実態把握のための体制を整備し、その原因を把握・分析するとともに、ギャンブル等依存症患者の相談体制や臨床医療体制を強化すること。加えて、ギャンブル等依存症に関する教育上の取組を整備すること。また、カジノにとどまらず、他のギャンブル・遊技等に起因する依存症を含め、ギャンブル等依存症対策に関する国の取組を抜本的に強化するため、ギャンブル等依存症に総合的に対処するための仕組・体制を設けるとともに、関係省庁が十分連携して包括的な取組を構築し、強化すること。また、このために十分な予算を確保すること。

図表1-3　ギャンブル障害に関連する情勢

2016年12月15日	特定複合観光施設区域の整備の推進に関する法律（IR推進法）成立
2016年12月26日	第1回ギャンブル等依存症対策推進関係閣僚会議開催
2017年9月29日	全国調査結果中間とりまとめ
2018年7月6日	ギャンブル等依存症対策基本法成立
2018年7月20日	特定複合観光施設区域の整備法（IR実施法）成立
2018年10月5日	ギャンブル等依存症対策基本法　施行
2018年10月19日	第1回ギャンブル等依存症対策推進本部会合　開催
2019年4月19日	ギャンブル等依存症対策推進基本計画　閣議決定
2019年5月14日〜20日	ギャンブル等依存症問題啓発週間
2019年9月24日	ギャンブル等依存症対策　都道府県説明会

ンブル等依存症対策都道府県説明会」を開催し、都道府県に対し、計画をつくるように強く促しています。

　たとえばアルコール健康障害に対する対策や自殺対策では、まず最初に基本法ができて、次に国の基本計画（自殺対策では「大綱」）が策定され、続いて都道府県が計画をつくるという、スリーステップで進んでいます。それと同じように、ギャンブル依存症対策もまた、IR推進法が成立したあとからは、①基本法、②国の基本計画、③都道府県の計画という、スリーステップで進んでいるわけです。

第2節　用語の整理

ギャンブル障害を示す用語について

　ここで、頭を整理するために、用語の整理をしましょう。ギャンブルに病的にはまっている状態については、ギャンブル障害とか、ギャンブル依存といった、さまざまな呼び方があります。まずは、この状態を指す用語が4つあることを押さえておきましょう（図表1-4）。

図表 1 - 4　用語の整理

- ギャンブル依存（症）………… 一般的な用語
- ギャンブル**等**依存症………… 法律用語
- 病的賭博………… ICD-10（1990）、DSM-Ⅳ-TR（2000）
- ギャンブル障害………… DSM-5（2013）、ICD-11（2018発表）

　1つ目の「ギャンブル依存」または「ギャンブル依存症」という言葉は、一般用語です。そして、2つ目の「ギャンブル等依存症」という言葉は、法律用語です。第1節で述べたように、2018年に成立した「ギャンブル等依存症対策基本法」（以下、対策基本法）の法律名に入っている用語です。法律名だけでなく、その第2条には「ギャンブル等依存症とは、ギャンブル等（法律の定めるところにより行われる公営競技、ぱちんこ屋に係る遊技その他の射幸行為）にのめり込むことにより日常生活又は社会生活に支障が生じている状態をいう」という定義が書かれています。つまり、ギャンブル等の「等」とは、具体的には、主にパチンコ、パチスロのことを指すわけです（パチンコは、風俗営業等の規制及び業務の適正化等に関する法律をはじめとする法律では「ぱちんこ」とひらがな表記することにも注意してください）。もしも対策基本法で「ギャンブル依存症」という言葉を使っていたら、「パチンコ、パチスロは遊技だから対策基本法とは関係ない」と誤って認識する人がいるかもしれません。そこで、「パチンコやパチスロも対策に入れます」という、この法律の成立に関わった方々の思いがこの「等」という漢字に入っていると私たちは考えています。

　3つ目と4つ目の「病的賭博」と「ギャンブル障害」という言葉は、医学用語です。従来使われてきた医学用語は「病的賭博」です。世界保健機関（以下、WHO）が策定する国際疾病分類の第10版であるICD-10、それからアメリカ精神医学会の診断基準の第4版であるDSM-Ⅳ、ここまでは病的賭博という言葉が使われていました。しかし、アメリカ精神医学会の診断基準の第5版であるDSM-5が2013年に発表された時点からは、「ギャンブル障害」という言葉が使われるようになりました。2018年にWHOから発表された国際疾病分類の第11版であるICD-11でも、このギャンブル障害という呼び方が採用されています（または「ギャンブル症」と呼んでもよいとされています）。

　実は2021年時点ではICD-10はまだ日本では現役ですが、2022年には厚生労働省がICD-11の我が国への適用を行い、全国の医療機関で使われるようになるといわれています。そうなった時点で、日本において「ギャンブル障害」という言葉が、正式な医学用語ということになります。本書のなかでは、これを先取りして、このギャンブル障害という用語を使用することにします。

2013 年に起きた大きな変化

　上記において、2013 年に DSM-5 でギャンブル障害と名称が変わったと説明しましたが、これは実は、名称が変わっただけではなく、疾患の分類が変更され、アルコール依存症や薬物依存と同じカテゴリーに入ったというところが重要な点です。DSM-Ⅳまでは、ギャンブル障害は、「病的賭博」という名前で、「衝動制御の障害」というカテゴリーに入っていました。この衝動制御の障害というカテゴリーは、ほかに、髪の毛を抜いてしまうことが癖になってしまう抜毛癖とか、あるいは火をつける衝動にかられる放火癖とか、そういった病気が入っているちょっとマイナーなカテゴリーです。DSM-Ⅳ から DSM-5 になった際に、ギャンブル障害は、薬物依存やアルコール依存症と同じ「物質関連障害および嗜癖性障害群」というカテゴリーに入り、それに合わせて病気の名称自体も変わったということになります。

　この理由については、アメリカでギャンブル障害のカテゴリーの変更を担当した、コネチカット大学のナンシー・ペトリ（Petry, N. M）教授が、さまざまなところで語っていることが参考になります。彼女は、「ギャンブル障害は、薬物依存、アルコール依存症と、コントロールの障害、耐性、離脱といった症状や、脳内のメカニズム、有効な治療が共通している。そこで同じ部類に入れることにした」と述べています。詳しくいうと、ギャンブル障害では、薬物依存やアルコール依存症と同じように、脳内の報酬系という、ドーパミン作動性の神経が関与している部位が関係しています。さらに、薬物依存やアルコール依存症の場合と同じように、ギャンブル障害の治療としては、認知行動療法や自助グループへの参加が有効です。こういった理由で、同じカテゴリーに入れることにしたということです。これは、裏を返せば、「ギャンブル障害は、薬物依存やアルコール依存症と同じ方法論で支援できる」ということです。つまり、読者のなかで、薬物依存やアルコール依存症の支援の経験はあるけれど、ギャンブル障害の経験がないという方がおられたとしても、心配する必要はないということです。これまでの依存症支援の経験を生かして、同じ方法論で支援できると、自信を持っていただけたらと思います。

第 3 節　ギャンブル障害の概要

ギャンブル障害の背景について

　まず知っていただきたいことは、決して珍しい疾患ではないということです。図表1-5は、独立行政法人国立病院機構久里浜医療センター（以下、久里浜医療センター）が 2021 年の 8 月に発表した、「ギャンブル障害およびギャンブル関連問題の実態調査報告書」の結果の一部を要約したものです。この調査は、久里浜医療センターが、厚生労働省の調査研究事業として 2020 年度に行ったものです。その調査結果に

図表 1 - 5　過去 1 年におけるギャンブル障害が疑われる者（SOGS 5 点以上）の割合

	男性	女性	男女合計
割合 （95％信頼区間）	3.7% （3.2 ～ 4.4%）	0.7% （0.4 ～ 1.0%）	2.2% （1.9 ～ 2.5%）

資料：松下幸生・新田千枝・遠山朋海；令和 2 年度 依存症に関する調査研究事業「ギャンブル障害および
ギャンブル関連問題の実態調査報告書」独立行政法人国立病院機構久里浜医療センター、2021.
をもとに筆者作成

よれば、過去 1 年においてギャンブル障害が疑われる者の割合は 2.2%という推計結果が出ています。これは、SOGS（サウスオークス・ギャンブリング・スクリーン）という世界的に用いられているスクリーニングテストにおいて、5 点以上の人という基準で調べたものです。また、この調査報告書では、Goodie らの研究結果[1]において、SOGS 5 点以上の人のうち DSM-5 の基準でギャンブル障害に該当したのは約半数（47%）だったことが紹介されています。

　以上から考えると、ギャンブル障害の有病率は、およそ 1 ％程度と考えてよいのではないでしょうか。これは総合失調症の有病率とほぼ同じです。

　統合失調症の患者さんは、全国どこの精神科病院、精神科クリニックでもたくさん来院されているのはご存知だと思います。もし、ギャンブル障害の患者さんが全員精神科病院や精神科クリニックに来院したら、それと同じだけの数の人が押し寄せる可能性があるでしょう。それぐらい珍しくない疾患であると、お考えいただけたらと思います。

ギャンブル障害の病態

　続いて病態です。「わかっちゃいるけどやめられない」というコントロールの障害がギャンブル障害の本質です。そして、その症状として非常に多いのが、嘘と借金（または経済的破綻）です。ほかの依存症、たとえば薬物依存やアルコール依存症と比較すると、コントロールの障害というところでは同じです。しかし、ギャンブル障害では経済的な問題が絡むので、ギャンブルの元手となるお金を用意するための嘘であったり、あるいはギャンブルをするための時間をつくるための嘘だったりといったふうに、はまっていくと嘘が必発といわれています。また、そのギャンブルの元手となるお金をつくるための借金や経済的破綻も必発といわれています。そして、ギャンブルにはまることでお金がどんどんなくなり、借金をしたり、嘘をついたりすることで、心理的にも追い詰められていきますので、うつや自殺とも深く関係してきます。以上のように、嘘、借金、うつ、自殺、これらがキーワードになります。

　以上のことを踏まえ、私たち支援者が注意すべき点は 2 つあります。1 つは、ギャ

1 ）　Goodie, A.S.et al. "Evaluating the South Oaks Gambling Screen With DSM-IV and DSM-5 criteria : Results From a Diverse Community Sample of Gamblers, *Assessment*, 20 ⑸ : 2013, 523-531.

ンブルとはあまり関係のない、一般的な相談の場に、うつの方が来られ、その人にどうやら借金や経済的破綻の問題がありそうだ、となれば、ギャンブルの問題がないかどうかを確認する必要がある、ということです。その際には、「休みの際には大体どんなことをして過ごしておられますか？」「一番時間をかけている楽しみごとは何でしょう？」といった、柔らかい尋ね方をするとよいかもしれません。もう1つは、逆に、相談に来られた方にギャンブルの問題があれば、その方にうつや希死念慮が認められるかもしれない、ということです。うつや自殺のリスクを評価し、必要があれば医療機関につなげていくことが重要です。

　そして、ギャンブル障害の背景はさまざまであるというところにも注意が必要です。後述しますが、ギャンブル障害を原因別にタイプ分けすると、①ギャンブルをしているうちに癖になってしまったタイプ、②うつや不安を紛らわすためギャンブルをしているうちにのめりこんでしまったタイプ、③行動を抑制するような前頭葉の働きに生物学的な脆弱性、つまり働きの弱さがあり、ちょっとした刺激で急速にのめりこんでしまうタイプという、大体3つぐらいのタイプがあるとされています。以上のように、さまざまな背景からギャンブル障害につながっていきますが、このタイプ別に、当事者に必要な支援が変わってきます（タイプ別の支援は第7節で後述します）。ですから、支援者は、相談に来た当事者がどのタイプにあたるかを、常に考えながら支援していくことが重要です。

ギャンブルの現状

　続いてギャンブルの現状です。ギャンブル用語で、EGMという言葉があります。EGMとは、エレクトロニックゲーミングマシーン、つまり電子ゲーム機のことですが、これはパチンコの機械とか、あるいはスロットが回転するパチスロの機械といった、電気仕掛けのギャンブルの機械全般のことをいいます。驚くべきことに、世界のEGMのうち、その56％が日本にあるという調査結果があります[2]。具体的にいうと、2021年5月の警察庁の発表では、日本全国にはパチンコ・パチスロの機械が400万4787台あります。また、警察庁の発表によれば、2020年末のパチンコ店の店舗数は9035店です。店舗数も多く、電子ゲーム機の台数も多いことが、ギャンブル障害に罹患する人数の多さの原因の一つではないかともいわれています。そしてギャンブル障害の当事者が最も多く行っているギャンブルは、やはりパチンコ、スロットです。私たちのセンターでの統計では、来所する当事者の7割ぐらいがパチンコ・パチスロの人です。そして最近ここ3年ぐらいの傾向として、公営競技、そのなかでも競馬の相談が非常に増えており、その多くがネット投票です。これは、スマートフォンで、ちょっとした空き時間に、その場で競馬、競輪、競艇といった公営競技のネット投票ができてしまうために増えていると考えられます。私たちのセンターでいうと、以前はギャンブル障害の相談者のうち、競馬、競輪、競艇といった公営競技の方は1割ぐ

2）　Ziolokowski, S., "World Count of Gaming Machines 2019," Gaming Technologies Association, 2020.

らいであったのが、最近では3割ぐらいに増えてきています。特にコロナ禍がはじまって以来、その傾向が強まっている印象があります。

ギャンブル障害の症状

続いてギャンブル障害の症状の話をします。図表1-6は、アメリカ精神医学会の診断基準であるDSM-5で挙げられている症状です。これらの症状について、アルコール依存症や、薬物依存と共通して見られる症状、それからギャンブル障害に特有の症状、といった形で頭を整理していくとわかりやすいでしょう。

1番目の「興奮を得たいがために、掛け金の額を増やして賭博をする要求」は、いわゆる耐性といわれる症状で、ほかの依存症でも存在します。アルコール依存症でいうと、お猪口一杯の日本酒で酔っ払っていた人が、5合ぐらい飲まないと酔っ払わなくなるといったことです。

2番目の「賭博をするのを中断したり、または中止したりすると落ち着かなくなる、またはいらだつ」は、いわゆる離脱といわれる症状です。これもほかの依存症でも存在します。アルコール依存症でいうと、お酒が切れるとイライラしたり手が震えたりする状態です。

図表1-6　ギャンブル障害診断基準（DSM-5）

A. 臨床的に意味のある機能障害または苦痛を引き起こすに至る持続的かつ反復性の問題賭博行動で、その人が過去12カ月間に以下のうち4つ（またはそれ以上）を示している。

(1) 興奮を得たいがために、掛け金の額を増やして賭博をする要求

(2) 賭博をするのを中断したり、または中止したりすると落ち着かなくなる、またはいらだつ

(3) 賭博をするのを制限する、減らす、または中止するなどの努力を繰り返し成功しなかったことがある。

(4) しばしば賭博に心を奪われている（例：過去の賭博体験を再体験すること、ハンディをつけること、または次の賭けの計画を立てること、賭博をするための金銭を得る方法を考えること、を絶えず考えている）。

(5) 苦痛の気分（例：無気力、罪悪感、不安、抑うつ）のときに、賭博をすることが多い。

(6) 賭博で金をすった後、別の日にそれを取り戻しに帰ってくることが多い（失った金を"深追いする"）。

(7) 賭博へののめり込みを隠すために、嘘をつく。

(8) 賭博のために、重要な人間関係、仕事、教育または職業上の機会を危険にさらし、または失ったことがある。

(9) 賭博によって引き起こされた絶望的な経済状況を免れるために、他人に金を出してくれるよう頼む。

B. その行動は、躁病エピソードではうまく説明されない。

出典：日本精神神経学会　日本語版用語監修, 髙橋三郎・大野裕監訳『DSM-5　精神疾患の診断・統計マニュアル』医学書院, p.578, 2014.

　3番目の「賭博をするのを制限する、減らす、または中止するなどの努力を繰り返し成功しなかったことがある」は、「わかっちゃいるけどやめられない」というコントロールの障害で、これもほかの依存症と共通です。

　4番目の「しばしば賭博に心を奪われている」は没頭またはとらわれといい、ほかの依存症と共通する症状です。

　5番目の「苦痛の気分（例：無気力、罪悪感、不安、抑うつ）のときに、賭博をすることが多い」は、たとえば主婦の方が不安や抑うつを紛らわせるためにパチンコに通っているうちにのめりこんでしまった状態です。これもほかの依存症と共通です。

　6番目の「賭博で金をすった後、別の日にそれを取り戻しに帰ってくることが多い（失った金を"深追いする"）」は、ほかの依存症にはない症状で、ギャンブル特有のものです。

　7番目の「賭博へののめり込みを隠すために、嘘をつく」は、お酒を飲むための嘘とか薬物を手に入れるための嘘など、ほかの依存症でもあるかもしれませんが、ギャンブル障害では非常に多く、ほぼ必発といってよいでしょう。

　8番目の「賭博のために、重要な人間関係、仕事、教育または職業上の機会を危険にさらし、または失ったことがある」も、ほかの依存症と共通です。症状が進んでいけば、人間関係、社会生活など、さまざまなところに支障を来します。

　9番目の「賭博によって引き起こされた絶望的な経済状況を免れるために、他人に金を出してくれるよう頼む」も、嘘と並んでギャンブル障害に特有の症状です。アルコール依存症や薬物依存では、これは診断の決め手になりません。

　こういう感じで頭を整理しながら、1つ1つの項目をアルコール依存症や薬物依存でみられる症状と比べながら見ていって頂ければと思います。これをすべて暗記する必要はありませんが、嘘と借金が特徴的であるということは覚えておいてください。

第4節　併存する精神障害

ギャンブル障害と併存する精神障害

　続いて併存症、つまりギャンブル障害と同時に存在する精神障害について述べます。2007年から2009年の厚生労働科学研究の研究班で行った調査（図表1-7）によると、うつ病との合併率は約46％という結果が出ています。ただし、ギャンブル障害とうつ病の合併という現象には、実は2通りあります。1つは、うつ病のつらさを紛らわすためにギャンブルをやっているうちに、はまってしまった場合。もう1つは、それとは逆に、ギャンブル障害が重篤になり、嘘や借金で追い詰められて、うつ病になった場合です。つまり、うつ病からギャンブル障害、ギャンブル障害からうつ病という両方の方向性があるのです。この調査では、その方向性は取りあえず考慮に入れずに、うつ病とギャンブル障害が合併している率ということだけを調べた結果、

図表1-7 ギャンブル障害と併存する精神障害

精神障害（診断名）	国内調査
うつ病	45.7%
気分変調症	6.0%
躁病	0.9%
広場恐怖を伴わないパニック障害	1.7%
社会不安障害	7.8%
PTSD	0.9%
全般性不安障害	1.7%
アルコール乱用	3.4%
薬物乱用	0.9%
アルコール依存	8.6%
薬物依存	0％
反社会性パーソナリティ障害	2.6%

出典：厚生労働省科学研究費補助金　障害者対策総合研究事業　人格障害、およびいわゆるギャンブル依存症の実態と地域ケアの促進に関する研究　平成19〜21年度　分担研究報告書

図表1-8 自殺問題との関連

No.	対象者	自殺念慮		自殺企図	
		1年以内経験率	生涯経験率	1年以内経験率	生涯経験率
⑴	全国民からランダム抽出	4.0%	19.1%	—	—
⑵	健常対照群	2.7%	14.5%	0％	1.8%
	病的ギャンブリング群	26.7%	62.1%	12.1%	40.5%
⑶	アルコール使用障害者	—	55.1%	—	30.6%
	薬物使用障害者	—	83.3%	—	55.7%
⑷	大うつ病性エピソード該当者	19.4%	—	8.3%	—

出典：厚生労働省科学研究費補助金　障害者対策総合研究事業　人格障害、およびいわゆるギャンブル依存症の実態と地域ケアの促進に関する研究　平成19〜21年度　分担研究報告書

約46％もの併存があったということです。

自殺問題との関連

　続いて自殺問題との関連について述べます。これも同じく、2007年から2009年の厚生労働科学研究班のデータで健常者と比べてみますと、自殺企図に関しては、生涯で経験する人が4割、過去1年以内に経験する人も12％と非常に多くなっています（図表1-8）。そして、生涯に自殺念慮を抱く状態まで至る人は6割以上で、過去1

年以内に限っても、4人に1人と非常に多いです。薬物依存の人の場合、自殺念慮、自殺企図ともに、生涯に経験する人の割合はギャンブル障害の人より多いのですが、ギャンブル障害はそれに次いで多いということです。嘘や借金で追い詰められることが、いかに深刻な事態であるかがわかるでしょう。

第 5 節　ギャンブル障害の発症メカニズム

ドーパミンの働き

1　「学習」の仕組み

　続いて、ギャンブル障害の発症メカニズムについて説明します。その説明の前提として、まず最初に、「学習」の仕組みについて説明します（図表1-9）。

　イヌが、飼い主の「お手！」という声を聞いて、たまたま、前足を出す「お手のポーズ」という行動をしたとします。すると、飼い主から、ごほうび（「報酬」といいます）として、おいしい「おやつ」をもらえたり、飼い主から褒めてもらえたりします。すると、イヌの脳内の「報酬系」という神経回路が活性化されます。活性化された報酬系は、脳内の側坐核という場所においてドーパミンという物質を放出します。すると、放出されたドーパミンの働きにより、イヌの脳内において、「お手！」という音声による引き金と、「お手のポーズ」をするという行動とのつながりが強化され、「お手！」という声を聞いたら、必ず「お手のポーズ」という行動をするようになります。このように、行動後の報酬により、引き金と行動とのつながりが強化される現象を、「学習」とよびます。

図表1-9　「学習」の仕組み

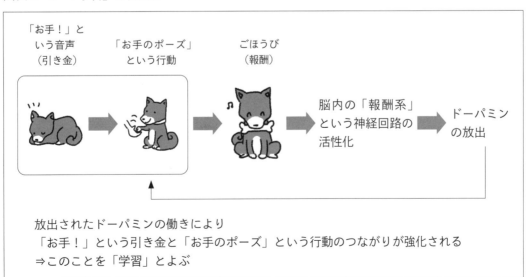

図表1-10 ギャンブルの繰り返しによる、学習の仕組みの誤作動のようす

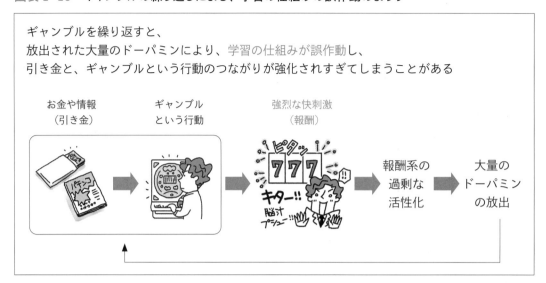

ギャンブルを繰り返すと、
放出された大量のドーパミンにより、学習の仕組みが誤作動し、
引き金と、ギャンブルという行動のつながりが強化されすぎてしまうことがある

お金や情報（引き金）　ギャンブルという行動　強烈な快刺激（報酬）　報酬系の過剰な活性化　大量のドーパミンの放出

2 「学習」の仕組みの誤作動

　これと同じようなことが、ギャンブルをするヒトの脳内でも起こっています（図表1-10）。

　お金やギャンブルに関わる情報といった引き金があった際に、ヒトがギャンブルという行動を選択したとします。そこで大当たりすると、「ピカピカ、ジャラジャラ」と光や音で脳が強烈に刺激され、脳内の報酬系が過剰に活性化します。すると、脳内で大量のドーパミンが放出されます。こういったことを繰り返すことで、放出された大量のドーパミンにより、学習の仕組みが誤作動し、お金や情報といった引き金と、ギャンブルという行動とのつながりが強化されすぎてしまいます。

脳内に起きる3つの変化

　こうした「学習」の仕組みの誤作動で、脳内には3つの変化が起きます（図表1-11）。
　1つ目の変化は、ギャンブルへのほんのささいな手掛かり刺激でギャンブルの行動が選択されるようになってしまうことです。たまたま手元に5000円あったり、職場

図表1-11 学習の仕組みの誤作動により脳内に起きる3つの変化

①引き金に過敏になる
・ほんのささいな引き金で、ギャンブル行動が選択されてしまう
②報酬に鈍感になる（万札が紙切れに見えてくる）
・多少の勝ちでは満足できない
・負けても大きな問題と思えない
・ギャンブル以外のことが楽しくなくなる
③ギャンブル行動の選択を抑制する仕組みが弱くなる
・意思の力でやめられない

の休憩室で同僚がパチンコで勝ったという話を耳にしたら、それだけでパチンコに行きたくてたまらなくなる、といった状態です。

2つ目の変化は、報酬に鈍感になってしまうことです。大量のドーパミンを浴びることを繰り返すと、脳がドーパミンに対して鈍感になってしまいます。つまり、多少のドーパミンが出るような刺激では、報酬と認識できなくなる状態です。1万円札が紙切れに見えてしまい、1万円勝ってもそんなにうれしくないし、逆に1万円負けてもそんなに悔しくない、という状態です。そして、ギャンブル以外のことでドーパミンがちょっとだけ放出されても全然うれしくない、つまりギャンブル以外のことが楽しくなくなります。ご飯を食べたり、人に褒められたり、仕事で達成したことがあっても、全くうれしくならないようになってしまうのです。

3つ目の変化は、ギャンブル行動を抑制する仕組みが弱くなることです。普段であれば、脳の前頭葉の働きで、ある行動をしてはいけない状況だったら、その行動を「あえてやめる」「抑制する」という仕組みがありますが、それがどんどん弱くなってしまいます。

回復のための2つのスキル

それでは、逆にこのギャンブル障害の脳のなかで、こうした変化が起きている場合に、どうすれば回復に向かえるのでしょうか。いいかえれば、ギャンブルをしたことで人工的に大量に出過ぎたドーパミンを浴びて調子を崩してしまった脳を、どうやって回復させればよいのでしょうか。

そのためには、これ以上ドーパミンを大量に浴びすぎないように環境を整えていけばよいのです（図表1-12）。ギャンブルへの引き金を上手に避け、ギャンブルから離れた生活を続けていけば、脳が過剰なドーパミンを浴びることがないので、3つの変化を起こしてしまった脳は、徐々に元に戻っていきます。また、3つの変化を起こしてしまった脳は、ギャンブル行動を抑制する力が弱くなっているので、引き金を避け

図表1-12　回復のために必要なこと

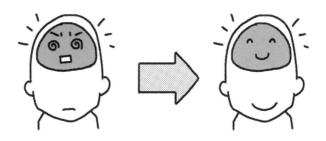

・回復のためには、強い意志を持つより、ギャンブルへの引き金を上手に避け、ギャンブルから離れた生活を続けることで、引き金に過敏に、報酬に鈍感になってしまった脳を元に戻していくことが有効。

・また、ギャンブル行動の選択を抑制する力が弱くなっているので、ギャンブルをしたくなった時に、我慢するのではなく、違う行動をしてみること（対処行動）が有効。

きれずに、「したい」と思った時に、「しないぞ！」と意志を強く持とうとしても、なかなかうまくいきません。「したい」と思った時に、すかさず違う行動をしてみる、すなわち、別の行動に置き換えてしまうことが有効です。これを対処行動とよびます。

　こういった「引き金を避ける」「対処行動をする」という2つのスキルを、当事者と一緒に具体的に学んでいくのが、本書の主題であるSAT-Gプログラムです。

第 6 節　ギャンブル障害の治療

ギャンブル障害の治療について

　薬物療法としては、残念ながら、この病名で保険適用されている薬物は今のところありません。ナルトレキソンやナルメフェンといったオピオイド受容体拮抗薬（麻薬の作用を打ち消す薬剤）が、どうやらギャンブル障害にも効果がありそうだということは、ほぼわかってきてはいますが、アメリカをはじめとして海外でもギャンブル障害の治療としては認可されていません。日本でも同様です。ですから、薬物療法は今のところ困難です。

　心理療法としては、第5節で述べたように、ギャンブルへの引き金を避け、ギャンブルをやりたくなったらその行動ではない別の行動に置き換えよう、対処行動をしようという、認知行動療法の考え方に基づいたプログラムが世界的に広がりつつあります。認知行動療法が効果があることは、多数のRCT（ランダム化比較試験）で検証され、

---

column

RCTとは

　RCT（ランダム化比較試験）とは、ある治療がどれぐらい効果があるのかを調べるための試験方法です。具体的にいうと、たとえばある施設に、ある病気の人が100人来たとして、それをくじ引きでランダムに50人ずつ2つのグループに分けて、1つのグループにはある治療を実施し、そしてもう1つのグループにはその治療を実施しません。そして、6ヶ月後にどちらのグループがその病気が改善したかを比較してみるという方法です。テレビ番組でこうした実験をしているのを見た人もいるかもしれません。たとえば、血圧が高めの人をたくさん集め、2つのグループにくじ引きで分けて、1つのグループには寝る前に【物質X】を含んだお茶を飲んでもらい、もう1つのグループには【物質X】を含んでいないお茶を飲んでもらいます。そして6ヶ月後に、血圧がどうなったかを比べてみるといったやり方です。その結果、寝る前に【物質X】を含んだお茶を飲んでもらったグループの方が、もう1つのグループに比べて血圧が下がっていれば、寝る前に【物質X】を含んだお茶を飲むことは血圧を下げるのに効果がありそうだといえるでしょう。これがRCTのやり方です。

それらをまとめたレビュー論文も出版されています。

　そして、アルコール依存症や薬物依存の場合と同様に、自助グループの有効性もはっきりわかっています。アルコール依存症ですと、断酒会やAA（アルコホーリクス・アノニマス）といった自助グループがあり、薬物依存の自助グループとしてはNA（ナルコティクス・アノニマス）があります。同じようにギャンブルでもGA（ギャンブラーズ・アノニマス）という自助グループがあり、全国すべての都道府県で活動しています。自助グループに通うことで、自分のつらさをわかってもらえる仲間に出会えたり、また、回復した人（「先行く仲間」といいます）に出会うことで、自らの回復の可能性を感じることができます。

ギャンブル障害の認知行動療法の診療報酬化

　2020年4月の診療報酬の改定で、ついにギャンブル障害に対する認知行動療法に診療報酬の保険点数が付きました。これは、国立研究開発法人 日本医療研究開発機構（略称AMED）の研究として、久里浜医療センターが中心となって作成したプログラムで、「ギャンブル障害標準的治療プログラム」という名前がついています。保険点数としては、依存症集団療法で1回につき300点です。ただし、都道府県が指定する依存症専門医療機関が行うこと、「ギャンブル障害標準的治療プログラム」のテキストに沿ってやること、久里浜医療センターが実施するプログラム実施者用の研修を受けた人が実施すること、診療報酬の算定は3ヶ月が限度で2週間に1回に限るなどといった条件がついています。しかし、残念なことに、新型コロナウイルス感染症の影響で、2021年11月になってようやく研修が開始されたところです。

　実は、本書の主題であるSAT-Gプログラムは、この「ギャンブル障害標準的治療プログラム」の元になったプログラムの一つです。久里浜医療センターがこのプログラムをつくるにあたって、2017年5月14日に、AMEDの研究班に所属する数カ所の医療機関等を集めて、プログラムについてのプレゼンテーションが行われました。それらのプログラムをもとにしてつくられたのが「ギャンブル障害標準的治療プログラム」です。私たちもその場に呼んでいただいて、SAT-Gプログラムについてのプレゼンテーションをしました。プログラムの冒頭にも、「作成協力者」として名前を入れていただいています。この久里浜医療センターのプログラムのなかには、SAT-Gプログラムのエッセンスが入っているといえるかもしれません。

第 7 節　ギャンブル障害の類型分類

ギャンブル障害の3つのタイプ

　2011年の厚生労働科学研究で、ギャンブル障害の類型分類が発表され、ギャンブ

ル障害がどういう原因で起きてくるかによってタイプⅠ、タイプⅡ、タイプⅢの３つに分けています（図表1-13）。

　タイプⅠは、最も頻度が高く、単純嗜癖型、中核群とも呼ばれます。要は「やっているうちに癖になってしまった人」で、私たちがギャンブル障害、ギャンブル依存と聞いた際に、まず頭に思い浮かぶタイプです。ギャンブルを初めてやったら、ビギナーズラックで大当たりした。そしてそれが癖になり、続けているうちにはまってしまった。そのような人と思っていただければよいでしょう。

　続いてタイプⅡは、他の精神障害先行型とも呼ばれます。先行する精神障害として一番多いのはうつ病や不安障害です。うつや不安が先行して、それを紛らわすためにギャンブルをしているうちに、ギャンブルにはまってしまった人、そういうタイプです。これは女性が多い印象があります。そして、タイプⅡの方が行っているギャンブルとしては、競馬など、一生懸命考えて賭けないといけないギャンブルではなく、パチンコのようにぼーっと台の前で手を動かしていればすむ、何も考えずにできるギャンブルが多い印象があります。うつや不安にさいなまれて辛くて、それを紛らわすためにパチンコの台の前で座っていたら全てを忘れられて、パチンコしている時だけが幸せといった、そういったイメージでとらえてください。

　タイプⅢは、パーソナリティ等の問題型とも呼ばれます。パーソナリティという言葉が別名に入っていますが、むしろ生物学的な背景があると考えたほうがよいように思います。このタイプの方は、脳に生物学的な脆弱性（もろさ）があり、衝動をコントロールする力が弱いために、たまたま始めたギャンブルに急速にはまってしまった人というイメージを持っていただければよいでしょう。広汎性発達障害、注意欠如・多動症（AD/HD）、知的障害などの人に多い印象があります。上述したタイプⅠ、タイプⅡの方は、40代くらいになって相談に来所される方が多い印象があるのですが、このタイプⅢの方は、急速にはまってしまうせいか、相談に来所される方は、多くの方が20代前半から中ばです。逆にいえば、20代前半から中ばで相談に来所される方は、タイプⅢを疑ってもよいかもしれません。

図表1-13　ギャンブル障害の類型分類

類型	別名	説明
タイプⅠ	単純嗜癖型（中核群）	ギャンブル等にのめり込んでいるが、他の精神障害の併存がない群（ギャンブル等の問題により二次的に生じた抑うつや不安症状は除く）
タイプⅡ	他の精神障害先行型	うつ病、双極性感情障害、統合失調症、アルコール依存症等が、ギャンブル等の問題に先行して見られる群
タイプⅢ	パーソナリティ等の問題型	反社会性パーソナリティ障害、広汎性発達障害、精神遅滞、認知症、器質的な問題等で衝動制御が困難な状態などの併存が見られる群

出典：「厚生労働省科学研究費補助金　障害者対策総合研究事業　病的ギャンブリング（いわゆるギャンブル依存）の概念の検討と各関連機関の適切な連携に関する研究　平成23年度分担研究報告書」を一部改変

タイプ別の対応

　図表1-14は、上記のギャンブル障害の類型分類を発表した研究班が出している、タイプ別の対応フローチャートです。タイプⅠは認知行動療法を行うことと、自助グループ（GA）につなげることが中心になります。タイプⅡは、まずはうつ病や不安障害といった、併存する精神疾患に対する治療を行います。それと並行しながら、タイプⅠと同じように、認知行動療法を行い、自助グループにつなげていきます。タイプⅢでは、まず社会資源を活用して、引き金を避けていきます。昼間やることがなかったら、ついギャンブルをしたくなるので、社会資源を活用して昼間できる活動を確保し、そしてそれと並行して、タイプⅠと同じように認知行動療法も、可能な範囲で取り入れていく、自助グループにも紹介する、という形で治療を進めていきます。

SAT-G の活用

　そこで、SAT-G をどう活用するかについては、図表1-15を御覧ください。タイプⅠの、やっているうちに癖になってしまった人に対しては、SAT-G プログラムを受講していただき、自助グループも紹介します。タイプⅡの、不安やうつなどがあって、それを紛らわすためにギャンブルをしているうちにはまってしまった人に対しては、併存する精神障害について医療としっかり連携しながら、SAT-G プログラムを実施します。そして、自助グループも紹介します。併存する精神障害によって、SAT-G プログラムでは難しい場合には、医療や福祉と連携しながら、SAT-G ライトという全3回の易しいバージョンを実施します。そして、タイプⅢの発達障害や知的障害がある人に対しては、福祉機関と連携しながら、SAT-G ライトを実施し、自助

図表1-14　ギャンブリングの問題がある人が医療機関を受診した際の対応フローチャート

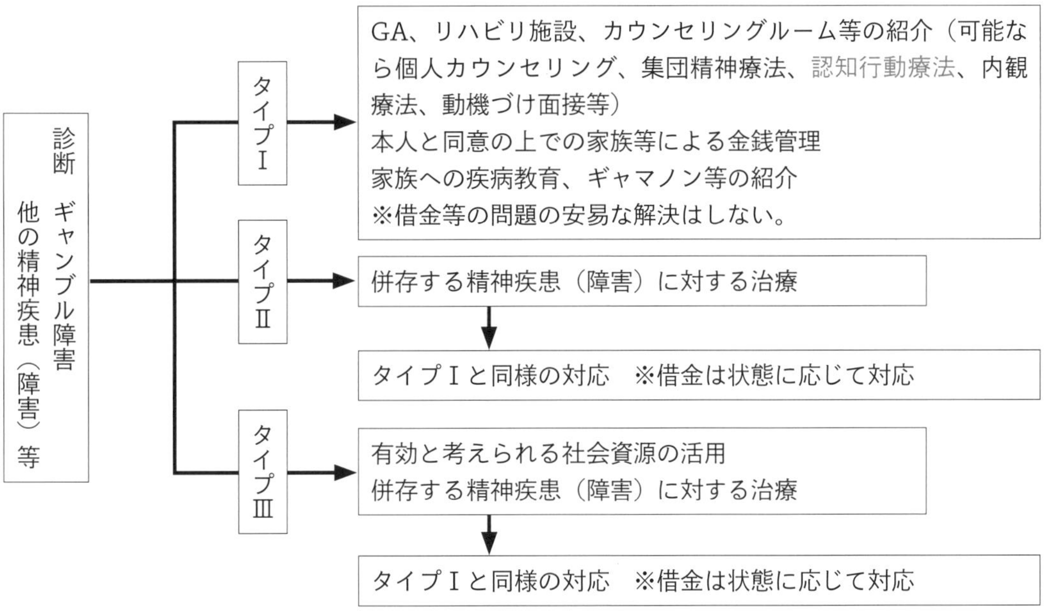

出典：「厚生労働省科学研究費補助金　障害者対策総合研究事業　病的ギャンブリング（いわゆるギャンブル依存）の概念の検討と各関連機関の適切な連携に関する研究　平成23年度分担研究報告書」を一部改変

図表1-15　SAT-Gプログラムのタイプ別活用イメージ

類型	活用パターン	
タイプⅠ	SAT-G	
タイプⅡ	SAT-G＋医療連携	自助グループ ＋
	SAT-Gライト＋医療・福祉関係機関連携	
タイプⅢ	SAT-Gライト＋福祉関係機関連携	

グループも紹介します。私たちの所属する施設ではこのような形で支援を行っています。

第8節　よくある質問とその回答

当事者に支援の場に登場してもらうために

　ここで、支援者の方々からよく聞かれる2つの質問についてお答えします。最もよく聞かれる質問は、「当事者に支援の場に登場してもらうにはどうしたらよいか？」というものです。「相談窓口を開いていても、そもそもギャンブル障害の当事者が支援の場になかなか登場してもらえない」ということです。

　これに関しては、私たちは次の3つのことが大切であると考えています（図表1-16）。1つ目は、目で見てわかる支援のツールがあることです。たとえ話をすると、メニューがなく、どんな種類のどんな値段のメニューがあるかわからないレストランには、なかなか行こうという気になりません。それと同じで、「こんな支援が提供できますよ」といって、当事者にその場で見せてあげられるような支援メニューがない相談窓口には、当事者の方は行きたい気持ちが起きないのではないでしょうか。逆に、ちょうどファミリーレストランの写真入りのメニューのように、

図表1-16　当事者に支援の場に登場してもらうには

> 1．目で見て分かる支援のツールがあること
>
> 2．ホームページなどに必要な情報を掲載すること
> 　　必要な情報：行動変容を促すための情報
> 　　　　　　　　支援実施機関での具体的な支援内容
>
> 3．地域関係機関との連携
> 　　ギャンブルが関連した問題に関わる関係機関が、ギャンブルの問題
> 　　に気付き、支援につなげる働きかけも必要

「全5回で済みますよ、1回も1時間ぐらいですよ」としっかりした枠組みがあることを説明し、テキストもお見せできると、当事者の方はとても安心されるようです。目で見てわかるツール、それがあるといいと考えています。

　2つ目は、ホームページなどに必要な情報を掲載することです。レストランのたとえを続けると、お店のホームページが存在し、そこにメニューをはじめとした必要な情報が載っていないとレストランにお客さんは来てくれません。それと同じで、相談窓口もホームページに必要な情報を載せていくことが大事であると考えています。その際に、ウェルカムな姿勢を見せるような、「ぜひ相談においでください、お待ちしています」といった柔らかい表現を用いることも重要です。

　3つ目は、地域関係機関との連携です。支援プログラムを長いこと実施していると、徐々に知名度が高まり、いろいろな関係機関が当事者を繋げてきてくれるようになります。私たちの例でいうと、最近では、保護観察所が、保護観察中の当事者を多数繋げてくださるようになりました。支援プログラムを続ければ続けるほど地域関係機関との連携は深まりますので、支援プログラムの実施を継続し、地域の連携会議など、さまざまな機会をとらえてそれを広報していけば、この地域関係機関との連携は自然にできると考えています。

家族が当事者を相談に誘う方法

　2つ目によく聞かれる質問は、「家族が当事者を連れてくることが難しいがどうしたらよいか？」というものです。これに関しては、図表1-17に示している「リップサービス」というやり方をおすすめします。この方法は、大体15分ぐらいあれば、電話でも支援者がご家族に伝えることができます。私たちのセンターで、この方法をご家族に午前中電話でお伝えしたら、昼休みにご家族がそれを当事者に実践し、午後2時にはご家族が当事者を連れてセンターにお二人で来てくださるといったようなことが、最近よくあります。このように即効性があるやり方なので、ぜひ利用していただけたらと思います。

図表1-17　**家族が当事者を相談に誘う方法**

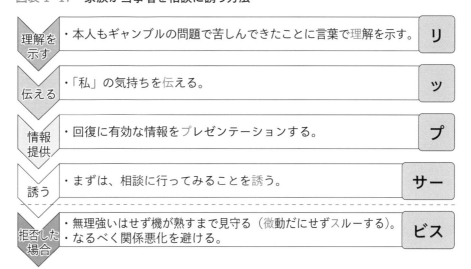

リップサービスの「リ」は、「理解を示す」です。ご家族から、当事者もギャンブル問題で苦しんできたことについてねぎらってもらう、理解を示してもらうというのが第1ステップです。具体的には、ご家族の口から、「今日、相談窓口に電話してみたら、本人は楽しんでやってるんじゃなくて、ギャンブルの問題に苦しみながら、そこから生じた借金をなんとかしようとして、更にギャンブルをしてしまい、苦しみながらずっと過ごしていると教えてもらった。あなたの苦しみに今まで気づいていなかった」といった言葉を言っていただく。これが最初のステップです。そうすると当事者は、それまで家族を避けていたとしても、ちょっと驚き、そのあとの家族の話に耳を傾ける可能性が高くなります。

　続いて、リップサービスの「ツ」は、「私の気持ちを伝える」です。これはいわゆるアイメッセージと言われるものです。「そんなに苦しい状態でいるのなら、私はあなたに支援に繋がってもらいたいと思っています」と、家族から当事者に伝えてもらうということです。これが第2ステップです。

　リップサービスの「プ」は「プレゼンテーション」です。「相談窓口に電話したら、回復のために有効なプログラムがあると聞いた」といった回復に有効な情報を、家族から当事者にプレゼンテーションしてもらう、これが第3ステップです。

　リップサービスの「サ」は「誘いかけ」です。「だから私と一緒に相談に行ってみよう」と誘いかけてもらう。これが第4ステップです。

　そしてここまでの「リップサ」が、うまくいくときもあればうまくいかないときもあります。「いや今はちょっとその気になれない」といったふうに当事者に断られることもあります。しかし、そこで家族が「なんで私の気持ちを分かってくれないの！」と言い返してしまうと、ケンカになって、当事者との関係が崩れてしまいます。そうなると次のチャンスを生かすことができません。ケンカ別れにならずに待っていれば、たとえば3ヶ月後とか半年後には、当事者が経済的に行き詰まり、家族に助けを求めることがあるかもしれません。その時にチャンスを逃さず、すかさず介入できるように、一度拒否されたとしても無理強いせず、機が熟すまで見守ることが重要です。つまり、リップサービスの「ビ」と「ス」は、「微動だにせずスルーする」です。ご家族に対して、「もし相談に一緒に行くのを断られても、そうやって一旦スルーすればいいですよ」とお伝えします。

　ただし、この方法を家族に伝えていくためには条件があります。家族の相談を受ける相談窓口や医療機関で、何らかの回復プログラムを実施していないと、家族が自信を持ってプレゼンテーションができません。プログラムを実施するという前提条件があってはじめて、リップサービスを実施することが有効だということを押さえておいてください。

SAT-G の
基礎知識

第 1 節　プログラムの概要

　SAT-G は、全5回のセッションにおまけのアンコールセッションを加えた全6回のセッションで構成されたプログラムです。月1回実施しますので、全セッションを修了するのに半年程度かかります。

　プログラム実施にあたって、1セッションあたりの所要時間は、個別面接で実施する際は1時間程度、集団でプログラムを実施する場合は2時間程度が目安です。プログラムの実施方法はワークブックの読み合わせと、ワークブックのなかの課題への取り組みが中心です。ワークブックには、ギャンブルから離れた生活を取り戻すために必要な知識が載っていますので、実施者側の専門性の有無によらず、ワークブックを読み合わせていけば、最低限の知識や対処を学ぶことができます。

　集団プログラムを行う場合は、プログラム進行役と進行補助役の2名のスタッフで実施します。職種は問いません。

第 2 節　SAT-G 開始前に押さえておきたいこと

大切にしている考え方

①　その1：つながりを大切にする

　私たちは、当事者とのつながりの質を大切にしています。それはつまり、良好な関係性をつくっていこうとする姿勢を非常に大切にしているということです。この考え方は、ギャンブル障害支援に限った特別な考え方ではなく、精神保健福祉の領域ではごく当たり前な考え方です。

　良好な関係をつくっていくために、まずは当事者の苦労をねぎらうことから始めましょう。当事者が相談行動を起こす背景には、多くの苦労が必ずあります。まずはその苦労に対し、ねぎらいの言葉を伝えながら支援者側の理解を示す姿勢が大切です。加えて、コーヒーを出したり、面談室に花を飾ったりして、当事者がリラックスできる空間づくりも行いながら、「相談に来てくれてうれしい」「お待ちしてましたよ」という、支援者側の気持ちを言葉だけでなく視覚的にも伝えることを意識しましょう。

　ギャンブル障害の方がギャンブルを再開してしまうのは症状の1つです。そうであるなら、症状が出たときこそ、それを安心して打ち明けられる存在が必要です。ギャンブル再開は失敗でなく、次の再開防止へのヒントをみつける「チャンス」であると私たち支援者は受け止め、再開を打ち明けてくれたときこそ、正直に打ち明けていただいたことをねぎらうようにすることが良好な関係性の構築には重要です。ほかに

も、関係性構築において、当事者自身が今後の目標を決めることが大切です。ギャンブルをやめるのか、コントロールしていくのか、どうしていきたいのかは当事者が決めます。私たちは、当事者が決めたことを応援します。そういう立ち位置が関係性構築には大切です。決して当事者と対峙してはいけません。こういったことに気をつけながら、当事者との関係性をつくります。避けるべきはその関係性が崩れ、当事者が支援から脱落してしまうことです。

②　その2：当事者の回復を信じる

　大切にしている考え方の2つ目は、「当事者の回復を信じる」ということです。どんな方でも回復の可能性はあるのだと考えています。

　Slutske によると「病的ギャンブルの経験がある人のかなりの部分は、正式な治療を受けずに最終的に回復する」[1]、Hodgins らによると「生涯のうちに問題ギャンブルもしくは病的ギャンブルを経験したことがある人の約3分の1から2分の1が回復していることを示唆している」[2] と報告されています。つまり、ギャンブル障害は回復の可能性はあるということです。仮に初回の面接で、自身のギャンブル問題を受け入れることができず、回復に向けた行動を選択することができなかったとしても、その先の人生で何らかのきっかけと出会い、自身のギャンブル問題に気づき、回復に向かって行動を起こす可能性は十分にあります。実際に、初回面接でプログラムの受講を受け入れることができなかった方が、1年後に再び相談にいらっしゃって、その後プログラムを受講し回復に向かったということもあります。したがって、初回の面接場面で「ギャンブルをやめる気はない」「プログラムは受けない」と言われたとしても、いつか自身のギャンブル問題と向き合い、そのときに、私たちの相談機関に連絡していただけるよう、今できる最善の対応を心がけることが重要です。

　仮に当事者が面談の結果、プログラムの受講について少しでも前向きな発言があれば、積極的にプログラムに誘い入れましょう。当事者にとって、習慣化したギャンブルの行動に変化を加えようとすることは大きなエネルギーを要します。仕事をしている方なら、プログラムへの参加のために月1回は休みをとる必要もあります。過去のさまざまなギャンブルの失敗体験から、「プログラムを受けることで、自分は変われるのだろうか」と疑心暗鬼になっていることでしょう。その際に、支援者は、ギャンブルへののめり込みの問題は、真摯に取り組めば回復可能であることを伝え、躊躇している当事者の背中を押してあげてください。当事者にプログラムを受け入れる心の隙間があれば、こちらからその隙間に積極的に入り込んで、プログラムへと誘い入れる姿勢が支援者には求められます。そして、プログラムの受講を始めたなら、脱落を避けながら、なるべく卒業まで伴走的に関わっていくようにしましょう。SAT-G は全セッション修了までに半年程度の時間を要します。この間、当事者の気持ちは揺れ

文献
1）　Slutske,W.S., "Natural recovery and treatment-seeking in pathological gambling : Results of two U.S.national surveys", *American Journal of Psychiatry*, 163, 2006, 297-302.
2）　Hodgins,D.C.,Wynne,H., & Makarchuk,K., "Pathways to recovery from gambling problems : Follow-up from a general population survey", *Journal of Gambling Studies*, 15, 1999, 93-104.

動きます。時には、プログラムへ通うことを面倒だと考えることや、ギャンブルを再開したことで諦めそうになることもあるでしょう。プログラムを欠席された方には、なるべく間を置かず様子確認の電話を入れ、次回の来訪をお待ちしていることを伝えてください。

対応の基本

① 基本その1：目標を決めるのは当事者

続いて、前述の「大切な考え方」を土台にした、対応時の3つの基本です。

1つ目は、「目標は当事者が決める」ということです。ギャンブルをやめることを目標にするのか、コントロールしていくことを目標にするのかは当事者が決め、私たち支援者は決めた目標を応援することを対応の基本とします。仮に当事者に「コントロールギャンブルにしたい」と言われて、支援者が「いや、断ギャンブルがいい」と押しつけたとしたら、当事者と支援者は対峙することになります。対峙した先に待っているのは、支援からの脱落です。そもそも自分の目標を自分で決めることは当然のことです。自分で決めたことだからこそ、決めた先に起こることを自分のこととして受け入れるのです。他者に押しつけられたことに対して、人は頑張ることができませんし、その結果起きたことに責任を持てません。そのため、まずは当事者が決めた目標を応援しながら関わりましょう。関わっていくなかで、当事者が自分にとってどのような目標が一番しっくりくるのかを考え、必要があれば目標をアップデートしていけばよいのです。支援者は、当事者が「今後どうしていきたいか」を考える過程に、伴走的に関わるスタンスが必要です。

確かに、ギャンブル障害支援の原則は断ギャンブルかもしれません。しかし、誰もが相談初期の段階から断ギャンブルを決断できるわけではありません。むしろ、ギャンブル障害がありながらも、断ギャンブルを決意できないでいる方のほうが多いのではないでしょうか。踏み絵のごとく「ギャンブルをやめる」と決めた方のみへ関わるアプローチでなく、まずは支援からの脱落を防ぎ、関わっていくなかで、当事者がじっくり自分の進路を考えて、自分に合った最も良い方向を選択していくことが重要です。したがって、当事者が節ギャンブルを選択するならば、まずはそれを応援していきます。

ただし、SAT-G受講者のほとんどは断ギャンブルを選択します。第1回のセッションで目標設定をしますが、受講者の95％は断ギャンブルを選んでいます（図表2-1）。第1回のセッションでは、目標を決める前段階で、じっくりこれまでのギャンブルやこれからのギャンブルについて考えていただく機会を設けています。当事者に目標を決めてもらうことが対応の基本ですが、支援者は断ギャンブルを選んでいただけるように戦略をもって関わっていくことも大切です。

図表 2-1　プログラム開始時の目標

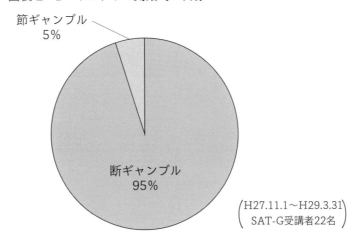

節ギャンブル
5%

断ギャンブル
95%

$\left(\begin{array}{l}\text{H27.11.1〜H29.3.31}\\\text{SAT-G受講者22名}\end{array}\right)$

まずは支援からの脱落を防ぐこと

ギャンブル障害支援の原則は断ギャンブルだが、ハードルが高く脱落する
より、当事者が受け入れられるハードルを探り、支援からの脱落を防ぐ
ことが重要。

（当事者が節ギャンブルを選択すればそれを応援）

②　基本その２：やめたい気持ちも持っていると理解する

　続いて２つ目の基本は、「やめたい気持ちも持っていると理解する」ことです。
ギャンブル障害のある方に限らず、私たちは１つのことに相反する２つの気持ちや考
えを持つことがあります。たとえば「愛おしいけど、憎らしい」「嬉しいけど、悲し
い」「会いたいけど、会いたくない」「チャレンジしてみたいけど、失敗が怖い」等。
これと同様に、ギャンブル障害のある方も、「ギャンブルをやめたいけど、続けたい
（または、続けなければならない）」という２つの気持ちを持っています。どちらも嘘で
はありません。面談の場面で「絶対にギャンブルをやめる覚悟でここに来ました」と
おっしゃる方も、心のどこかで「ギャンブルをしたい」という気持ちを持っているも

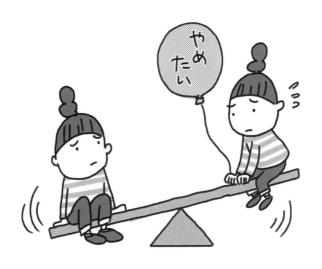

のです。逆に言えば、「ギャンブルをやめる気はない」とおっしゃる方も、気持ちのどこかでは「やめられるものなら、やめたい（やめた方が良い）」と思っています。むしろ、両方の気持ちがシーソーのように揺れて、それに苦しんでいるのです。この揺れは、プログラム受講中も、プログラム修了後も大なり小なり起こります。大切なのは、気持ちが揺れたときに、その気持ちを話せる誰かが身近にいることです。そうであるなら、目の前の当事者が「ギャンブルをやめる気はない」と言ったとしても、その裏には「やめたい気持ちも持っている」と受け止め、「正直な気持ちを話してくださってありがとうございます。ここは、自身の気持ちを正直にお話いただいていい場所ですよ」と伝えながら、相手の気持ちをじっくり聞くことが大切です。

③　基本その3：肯定的な変化への言動に注目する

　3つ目の基本は、「肯定的な変化への言動に注目する」ことです。私たち支援者にとって、当事者と出会った時に、ギャンブルによる借金がある、ギャンブルをするために嘘をつく、家族関係がこじれている、職場内でお金の問題が生じているといった、ギャンブルに伴いどのような問題が生じているかという情報（問題の沁み込んだストーリー）は、ギャンブルへののめり込みの状況を把握する上で重要な情報です（図表2-2）。

　一方で、彼らがこのギャンブル問題にどのように立ち向かってきたのか、また現在どのように対処しているのかという「問題に対抗するストーリー」も重要な情報となります（図表2-3）。

　たとえば、「お金の管理を家族にお願いしている」とか、「来所時には2週間ギャンブルをやめている」、「自分で依存症についてインターネットで調べてみた」などは、ギャンブルの問題に対処してきた情報（問題に対抗するストーリー）です。少なくとも「相談に来た」という事実も対処の一つといえます。

　もし、当事者がギャンブルの問題に向けて対処していることに気づいたら、ぜひ当事者にその理由を質問してみてください。来所前にギャンブルを2週間やめてきた方であれば「ギャンブルを2週間もやめることは大変でしたね。どうしてギャンブルをやめてみようと思ったのですか？」と。あるいは相談のためにわざわざ来所したとい

図表2-2　問題の沁み込んだストーリー

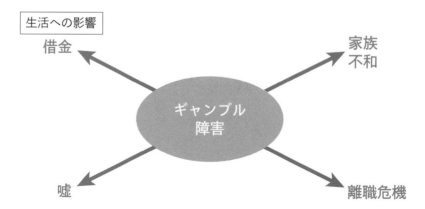

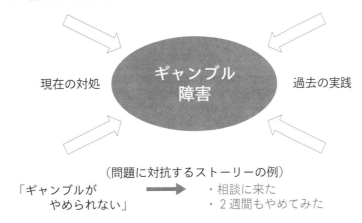

図表2-3　問題に対抗するストーリー

ギャンブル障害

現在の対処　　　　　　　　　　　　　　過去の実践

（問題に対抗するストーリーの例）

「ギャンブルが　　　→　　・相談に来た
やめられない」　　　　　・2週間もやめてみた

う対処に焦点を当てるなら、「ここに相談に来るのはさまざまな葛藤もあり、迷われたことだと思います。どのような理由で相談に行くことを決意したのですか？」と質問してみてください。その質問に対し、当事者から返ってくる答えのなかに、当事者の回復への動機を高めるヒントとなる言葉が含まれています。

　たとえば、相談に行こうと決意した理由として、「妻に借金が発覚して、次ギャンブルをしたら離婚だと言われたから」との回答の場合、そのなかには「妻と別れたくない。そのためにギャンブルをやめなければならない」という動機が含まれています。あるいは、ギャンブルをやめようと決意した理由として、「子どもが生まれて、このままではいけないと思ったから」という回答のなかには、「子どもにつらい思いをさせたくない」との思いから、「ギャンブルをやめたい」という希望がうかがえます。

　これらのように、ギャンブルの問題に立ち向かおうとしている行動の理由を確認する質問には、「やめたい」や「やめた方が良い」、「やめなければならない」などの行動変容を匂わせるような回答が返ってきやすいのです。この行動変容を匂わせる回答こそが動機の種です。当事者自身がその動機の種に気づいていないこともあるので、当事者に「ご家族のことを大切に思っていらっしゃるのですね。そのためにギャンブルを何とかしようと思ったということでしょうか」とフィードバックしながら動機の種を面接場面で育てるような聞き返しを加えていくことが大切です。そうすると当事者もギャンブルの問題を改善していきたいという動機が高まります。最初の面接の場面で、ぜひこういったところに焦点を当てながら聞き返しをしてみてください。

④　対応例

では、具体的な対応例をみてみましょう。

　妻から勧められて渋々仕事を休んで一人で相談に来所されたAさんの事例です。Aさんは相談にいらっしゃった当初から不機嫌そうな表情でした。相談員が「本日はどのようなことでご相談にいらっしゃいましたか」と聞きましたところ、Aさんは「ギャンブルのことで妻がここに行けと言ったから来た。俺は、なぜここに来ないといけないのか分からない」とおっしゃいました。ここで先程の「問題に対抗するス

・インテーク面接の場面
・序盤は、腕組みをし、表情がこわばっている。

相談員：
  ・本日は、どのようなことでご相談にいらっしゃいましたか？

Ａさん：
  ・ギャンブルのことで妻がここに行けと言ったから来た。
    俺は、なぜここに来ないといけないのか分からない。

相談員：
  ・わざわざお仕事を休んでまでここに来るのは、大変だったと思います。奥様の「相談に
    行ってほしい」という要望に応えたのはどういうお気持ちからですか？

Ａさん：
  ・借金がある今の状況はよくないと思ったから。でも、ギャンブルをやめようとは思って
    いない。

相談員：
  ・ギャンブルをやめるかどうかは別として、借金がある状況は何とか打開したいと思って
    いるのですね。そのためにはギャンブルの楽しみ方を改めた方がいいと思われたという
    ことでしょうか。

トーリー」に当てはめて考えてみましょう。Ａさんは、妻の「相談に行ってほしい」という希望に応え、「仕事を休んで相談に来た」という部分は、問題に対抗するストーリーであるととらえることができます。したがって相談員からは、「わざわざお仕事を休んでまでここに来るのは、大変だったと思います。奥様の『相談に行ってほしい』という要望に応えたのはどういうお気持ちからですか」と聞きました。これに対してＡさんは「借金がある今の状況はよくないと思ったから。でもギャンブルをやめようとは思っていない」と答えました。再び「問題に対抗するストーリー」に当てはめてみると、「借金があることはよくないと認めている」という部分は、問題に対抗するストーリーであるととらえることができます。したがって、相談員の方から「ギャンブルをやめるかどうかは別として、借金がある状況は何とか打開したいと思っているのですね。そのためにはギャンブルの楽しみ方を改めた方がいいと思われたということでしょうか」というふうに聞き返しました。このようなやり取りを行った結果、Ａさんはプログラムを受けるという結果に至りました。この事例のように、当事者がギャンブルの問題に対処しているところや、問題を一部でも認めている言動等の「問題に対抗するストーリー」を発見したら、その理由を聞き返していくと、当事者から返ってくる答えのなかにギャンブル問題からの回復に向けた動機の種を発見することができ、この発見が動機付けの突破口になることがあります。

　本節の最後に、ギャンブル障害における借金問題に対し、支援者としてのとらえ方について、対応の基本その３で示した「肯定的な変化への言動に注目する」のポイントに沿ってお伝えします。借金があるということも、実は当事者からすれば、「問題解決をしようと試みた結果」であるという見方ができます。たとえば、ギャンブルの

> **ポイント**
>
> ・当事者にとっては、「借金」も問題を解決しようと試みた結果であることが多い。
> ・まずは、変化を匂わす言葉や行動を見逃さずに、丁寧にとりあげ、聞き返してみましょう。
> ・そして、相手を認めることで、関係構築を図りましょう。

借金が 300 万円あって、このままでは子どもの大学進学を断念しなければならない状況下になってしまった場合。何とかこの問題を打開しようとの思いで、さらに 100 万円の借金をして、競馬で 4 倍のレートに賭けた結果、負けて借金は 400 万円にまで膨らんだという事例であれば、ギャンブルで借金を帳消しにしようとする手段はリスクが高く正しい選択ではなかったとしても、当事者の「問題を解決しよう」という思いは「問題に対抗するストーリー」ととらえられます。ここに注目し、「問題を解決したかった」気持ちを受容することからスタートすることがポイントです。面接場面では、「400 万円の借金があるんですね。この借金もあなたが、ギャンブルの問題を何とかしようとした結果であり、ここまで苦しんできた証なんだと思います」というように、支援者側の理解を伝えることが重要です。したがって、まずは変化を匂わす言葉や行動を見逃さずに丁寧に取り上げ、聞き返し、さらに当事者の努力も認めながら、そのやりとりのなかで、ぜひ関係性の構築を図ってください。

第 3 節 SAT-G の再発モデル

再発モデルとは

SAT-G では、ギャンブルをしばらくやめていたのに再開してしまう流れを「再発モデル」と呼んでいます。

専門機関や自助グループにつながることによって断ギャンブルをしていましたが、何らかのきっかけ（引き金）と出会うことで、ギャンブルをしたいという欲求が湧きます。欲求が湧いたとき、具体的には「パチンコ屋の前を行ったり来たりする」「スマートフォンでパチンコの動画を見たり、競馬のレースの情報を調べる」「ギャンブルに行くためのお金を工面しようと考えている」といったギャンブル障害で特徴的な考え方や行動面での変化が起きます。この自身の変化に気づいて対処行動をとることで、欲求を断ち切り、断ギャンブルを続けることができます。しかし、自身の欲求に気づかず、対処行動をとらずに放置しておくと、しだいにギャンブルへの欲求が抑え

図表2-4　SAT-Gの再発モデル

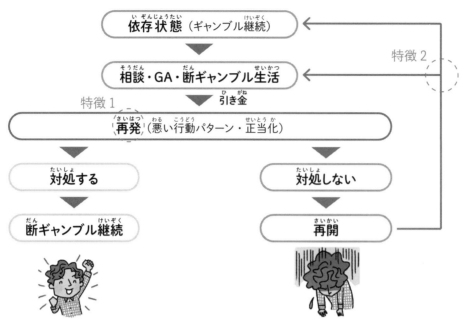

物質使用障害治療プログラム　SMARPP-16　第12回「再発を防ぐには」から抜粋し改変

られないくらい大きくなり、結果的にギャンブルを再開してしまいます。SAT-Gでは欲求が湧いている状態を、ギャンブル障害の症状がぶり返している「再発」と呼んでいます。

再発モデルの特徴

　SAT-Gの再発モデルの特徴の1つは、「ギャンブルを再開する前に、病気の再発が起きている」と考えていることです。SAT-Gではこの再発モデルに従い、ギャンブル再開の前に起きる「再発」に焦点を当て、早い段階で「再発」に気づき、早めに対処していくことをプログラムのなかで学びます。「再発」がギャンブルの再開の前に起きているか、再開後に起きているととらえるかでは、アプローチの仕方は大きく違ってきます。ギャンブルを再開した後に、ギャンブルに強くのめり込んだ状態を「再発」とするなら、それをリカバリーすることは非常に難しい問題となります。それよりも、ギャンブル再開の前に起きる「ギャンブルをしたい」という考え、つまりギャンブル再開の予兆に焦点を当て、そこに早めに気づき、対処を講じることの方が悪い流れを断ち切るために少ないエネルギーで対処ができます。

　SAT-Gの再発モデルの2つ目の特徴は、「ギャンブルを再開したとき」にも焦点を当てていることです。ギャンブルを再開したときに、大きく2つの分かれ道があります。回復へ向かう努力を諦めて「元の依存状態に戻る」か、諦めず「立て直しを図る」かです。この分かれ道のどちらへ進むかは、ギャンブルを再開したことを本人がどうとらえるかが大きく影響します。たとえば、SAT-Gや自助グループに通いながら1年間ギャンブルを断っていた方が、ギャンブルを再開してしまったとします。この再開を「1年間頑張ったのに、またやってしまった。これまでの努力がすべて水の泡だ」と自分自身を責めて諦めてしまえば、再び以前の依存状態に戻っていくでしょ

う。しかし、ギャンブル再開を「たった1回ギャンブルをしただけ。これまでの1年間の努力は無駄にはならない」ととらえることができたなら、「再びSAT-Gや自助グループに参加する」あるいは、「信頼できる人に相談する」といった対処行動をとることができます。そして再びギャンブルから距離をとった生活に戻ることができるでしょう。したがって、本当の勝負はギャンブルを再開したときであるともいえます。

　この「ギャンブルを再開したときそれをどうとらえるか」については、SAT-Gの第5回のセッションで扱っています。

　図表2-5は、断ギャンブルからギャンブル再開に至る流れについて説明した図です。何らかの引き金（例えばボーナス）と出会うことで、ギャンブルへの小さな欲求が湧いてきます。欲求が湧くと、ギャンブルに関する情報を調べたり、ギャンブルをするための資金を得る方法を考えたり、ギャンブルをすることを正当化するようになります。このようにギャンブルについて思考している状態をSAT-Gでは「再発」と呼びます。この再発に気付かずに放置しておくと、小さな欲求は大きな欲求（渇望）となり、結果的にこの渇望に耐えきれなくなって、ギャンブルを再開してしまうという流れを示しています。

対処法

　次に、ギャンブルの再開へと至る流れを断ち切る対処として、SAT-Gでは概ね3つのことについて学びます。

　1つ目は「引き金を特定して避けたり、引き金を上手に扱う」です。具体的には、お金が引き金になる方の場合には、「家族に管理をお願いする」「持ち歩くお金を制限する」「お金は電子マネーにして使用する」といった対処です。

　2つ目は、ギャンブルのことを思考している「再発のサインに早めに気づく」です。再発した際の自分自身にはどのようなサインが起きているかについて学びます。

図表2-5　SAT-Gの支援モデル

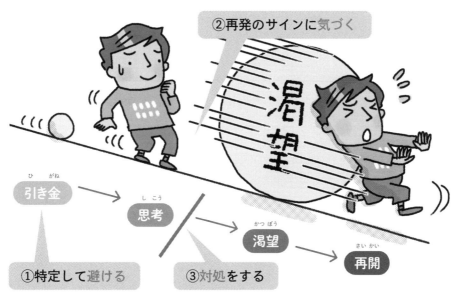

物質使用障害治療プログラム　SMARPP-16　第2回「引き金と欲求」から抜粋し改変

再発のサインに早く気がつけばその分対処も楽になります。

　3つ目は、再発のサインに気づいたら「ギャンブルへの思考を断ち切る対処をする」です。

　SAT-Gでは、ワークブックに従って進めていけば、これら3つの対処について整理することができます。必要な知識はワークブックに書いてあるので、支援者は当事者とワークブックの内容を一緒に読み合わせながら、ワークブックのなかで指定されている課題について取り組んでいけば、最低限の質を担保した支援を行うことができます。

情報発信（広報）のポイント

　プログラムを始める際は、インターネットを使って是非積極的に広報してください。ギャンブルの問題でお困りの当事者やご家族の多くは、まずはインターネットで「ギャンブル障害」やその相談先について検索されます。当センターの相談につながる方の多くも、インターネットで、当センターのホームページをご覧になって、事前に情報を確認して電話をかけてこられます。そのため、ホームページでの情報発信は、ギャンブル問題でお困りの方に必要な情報を届けるための非常に重要なツールといえます。

　ホームページで情報を掲載する際の注意は、読み手がホームページを読んでどう考えるかを意識して作成することです。ホームページでギャンブル障害の特徴について説明をする場合、「ギャンブル障害は脳の中で機能異常がおきている」とか「否認の病」、「ギャンブルをやめなければいけない」、「犯罪に至ることもある」といったような読み手の不安を煽るだけの内容では、読み手は行動を変えようとは思いません。これを読んだ方は、「自分は犯罪までは犯してないから大丈夫だ」と考え、逆に否認を強める結果にもなりかねません。

　ホームページで情報を掲載する際には、誰に何を伝えたいのか、伝わった後で読み手にどうして欲しいのか、作成側の狙いをもった情報掲載が必要となります。私たちがホームページで狙っているのは、ギャンブルの問題で困っておられる方が、掲載内容を読んで、ギャンブルの問題への気づきを深め、さらには相談行動を起こそうと思っていただけることです。その狙いを達成するため、ギャンブルで困ったとき、生活ではどんなことが起きているかを具体的に記載します。たとえば「ギャンブルの負けをギャンブルで取り戻そうとする」とか、「借金を返すために、またギャンブルしてしまう」というようなことです。もしそういう行動が現れているようであれば、「是非こちらに相談してください。あなたからのお電話をお待ちしています」と読み手にホームページ上で誘いかけます。

　この誘いかけと併せて、私たちがどんなことをしているかをホームページでお知らせします。たとえば「当センターではSAT-Gという支援プログラムやってます」「毎月第4水曜日にやっています」「プログラムは全部で5回です」「受講するためには、まず事前の面談を受けていただきます」というようなことを具体的に掲示するのです。こうした誘いかけや、具体的な支援の方法を掲示していると、ギャンブルでお困りの当事者が、自ら電話をかけてこられることが増えてきます。なかには初めから「プログラムを受けたい」と気持ちを固めて電話をくださる方もいらっしゃいます。

〈ホームページでの工夫の例〉

> ## ご本人へ：こんなふうに考えたことはありませんか？
>
> ・ギャンブル等の負けを、ギャンブル等で取り戻そうと考える
> ・借金を返すためにはギャンブル等をするしかないと考える
> ・ギャンブル等をしている時だけは、嫌なことが忘れられると考える
>
> 誰にも相談できず、悩んでいませんか？
>
> ギャンブル等依存症は適切な支援につながれば回復可能です。
> ○○県精神保健福祉センターでは、ギャンブル等依存症についての来所相談を受け付けています。あなたからのお電話をお待ちしています。
>
> ○○県精神保健福祉センター
> 　専門相談ダイヤル　　　　TEL 0000-00-0000

他機関との連携

　プログラムを実施する上では、他機関との連携も重要となります。地域には、ギャンブル問題でお困りの方に関わっている関係機関が多くあります。当センターでは近年、保護観察所から紹介を受けるケースが増えています。保護観察対象者のなかで、犯罪の背景にギャンブルへののめり込みが関与していた方を保護観察所がリサーチし、精神保健福祉センターのプログラムにつないでくださるのです。また、生活困窮者自立支援機関や市町村の生活保護を担当している福祉事務所から、生活に困窮する原因にギャンブルへののめり込みが関わっているケースの紹介を受けることもあります。このほか、精神科医療機関では、統合失調症やうつ病など、ギャンブル障害とは違う病名で治療されている方の治療経過のなかで、ギャンブル問題が生じている患者さんがおられ、精神保健福祉センターに紹介されるケースもあります。つまり、精神保健福祉センター以外にも、地域のさまざまな関係機関では、すでにギャンブルへののめり込みの問題で関わっているケースがあるのです。したがって SAT-G を始める場合は、これらの関係機関にもプログラムを実施する旨を周知し、積極的に連携を図っていくとよいでしょう。そうすることでギャンブルの問題で困っている方がプログラム実施機関につながりやすくなります。

〈支援ニーズが想定される主な機関〉

> ・保護観察所
> ・生活困窮者自立相談支援機関
> ・社会福祉協議会
> ・市町村福祉事務所（生活保護）
> ・県及び市町村の消費生活相談窓口
> ・弁護士事務所、司法書士事務所
> ・法テラス
> ・精神科医療機関
> ・保健所

第 3 章

SAT-G の
使い方

受理面接（インテーク）
〜セッションを始める前に〜

SAT-G は、アンコールセッションも含めると全6回のセッションから構成された
プログラムですが、プログラムを始める前に受理面接（インテーク）を行います。

受理面接（インテーク）のポイント

受理面接

・これまでの経過の確認
・アセスメント
・SAT-G の紹介

POINT

- 本人の変化を匂わす言動に注目し、フィードバックする。
- プログラムを希望されない場合は、せめて情報提供を。

　まずは初回の受理面接（インテーク）のポイントについて説明します。受理面接で
は、今までの経過を確認しながらギャンブル障害についてアセスメントを行います
（図表3-1）。受理面接のポイントは、当事者がギャンブルの問題に対してどのよう
に対処してきたかといったところに注目し、その人なりの対処に気がついたら、その
労をねぎらいつつ、「どうしてその対処を取ろうと思ったか」について聞き返しをし
ながら、当事者の回復に向けての動機付けを図っていくことです。なお、面接の結
果、プログラムをお勧めしたが、プログラム受講を希望されない場合は、当事者が
困ったときはすぐに相談できるように、ギャンブル障害に関する啓発のリーフレット

図表 3 - 1　**アセスメント**

☑ 家族状況
☑ 幼少期の状況
☑ 就学・就労状況
☑ 他の障害の有無（通院状況も）
☑ ギャンブルの種目
☑ ギャンブル開始年齢
☑ 借金（現在の額、総額）
☑ 自殺念慮・企図
☑ 失踪

や相談機関一覧、参考図書等を情報提供しつつ、いつでも相談いただきたい旨を伝え、当事者との関係を崩さないように心がけましょう。

　初回の受理面接では、ギャンブルの現状やこれまでの生活歴について当事者の話を聞きながら、ギャンブル障害のアセスメントをし、今後回復に必要となる情報の整理を行います。なお、受理面接では必要な情報を聴取しながらアセスメントをすることは重要となりますが、それに注力しすぎることで、目の前にいる当事者が相談で何を求めているかが見えなくなることがあるので注意が必要です。したがって、当事者は相談機関に何を望んで相談に来たのかを冒頭で確認しながら、面談のなかで随時必要な情報を得て、アセスメントをしていくことが求められます。そのため、受理面接は比較的時間を要します。私たちは受理面接に平均で90分程度かけています。

　ギャンブル障害のアセスメントでは、DSM-5の診断基準を念頭に置きながら、最近1年間のギャンブルの状況とギャンブルを開始してから現在までの経過について聴いていきます（DSM-5の診断基準については8ページ参照）。ギャンブル障害のアセスメントで、注目すべきは「借金あるいは経済的破綻」があるかどうかという事実です。なぜなら、現状でギャンブルによる借金や経済的破綻があるという事実は、DSM-5の診断基準の9項目のほとんどに関与してくる問題だからです。たとえば、ギャンブルで借金があるということは、多くの場合「耐性：よりリスクの高いレートのギャンブルをした」「嘘：家族に発覚するまで借金を隠していた」「コントロール障害：ギャンブルをやめよう又は減らそうと決めた、あるいは家族と約束したが、上手くいかなかった」「深追い：負けた分を取り返そうとさらにギャンブルをした」「家庭や社会問題：ギャンブルのために、家族関係や仕事に支障が出ている」などが起こっています。また、これらの問題が起こっているからこそ、相談に来ているのです。したがって「相談に来る」＋「借金あるいは経済的破綻がある」ということは、ギャンブル障害の可能性が強く疑われる状況にあるといえるのです。

　なお、生活保護や障害年金が収入のメインである方の場合は、借金はないが生活保護費や障害年金を短期間で使い切るといった「経済的破綻」といった形で表面化しているケースが多くあります。したがって「借金がない」から問題はないとは限りませんので、注意が必要です。

　相談にいらっしゃる方の多くは、そもそもギャンブルによる借金問題は初めてではなく、2回以上経験している方がほとんどです。また、ギャンブルへの依存から借金返済に追われたり、家庭や職場でさまざまな問題が起きているので、当事者には大きな心的な負担が生じています。ギャンブル障害によって抑うつ状態になる方や、もともとうつ病や統合失調症等の精神疾患で治療を受けていた方が病状を崩して抑うつ状態となっている場合もあり、自殺のリスクが高まっている方もいます。面接場面で自殺のリスクが高いと判断された場合は、精神科医療機関と連携して、抑うつ症状への治療も並行して行っていくことが重要です。現在では各都道府県においてギャンブル障害への対応が可能な精神科医療機関として「ギャンブル等依存症専門医療機関」の指定がなされています。ギャンブル等依存症専門医療機関については、「依存症対策全国センター」のホームページ（125ページ参照）において検索できますので、事前に周辺の専門医療機関の情報を調べておくことをお勧めします。都道府県によっては、

ギャンブル等依存症専門医療機関がまだ指定されていなかったり、指定されていても当事者のお住まいの近隣にない場合があります。その場合は、「久里浜医療センター」のホームページからリンクされている「アルコール健康障害・薬物依存症・ギャンブル等依存症全国医療機関 / 回復施設リスト」（https://list.kurihama-med.jp）を利用されるとよいでしょう。

アセスメントのポイント

　続いて、ギャンブル障害のタイプについてのアセスメントです。第1章で説明したとおり、ギャンブル障害は、タイプⅠ「単純嗜癖型」、タイプⅡ「他の精神障害先行型」、タイプⅢ「パーソナリティ等の問題型」の概ね3つのタイプに分かれます（図表3-2）。このアセスメントを行っていく上では、出生から現在までの経過を丁寧に聴取していくことが必要です。ギャンブルに伴う問題が生じる以前はどうだったか、就学状況や就労状況はどうか、ギャンブル障害以外での治療状況等を聴きながら、タイプⅠ〜Ⅲのどれに当てはまるかについてアセスメントし、提案する支援について検討します。

　タイプⅠの方であれば、私たちはSAT-Gを提案しています。

　タイプⅡの、ギャンブル障害以外の疾患で精神科にて治療中の方の場合は、支援の方向性が2つに分かれます。精神科に通院しながらも、日中は仕事をしており比較的自立度の高い方であればSAT-Gを提案しています。精神科に通院しながら、日中はデイケアや福祉関係機関など医療福祉のサポートを受けている方には、SAT-Gライト（第5章参照）を提案しています。なお、タイプⅡの方は、プログラムの実施だけでなく、治療中の病状の安定や日中の過ごし方についての環境調整も回復に向けて重要となるため、通院先の医療機関や地域の福祉関係機関との連携が必要となります。

　タイプⅢの方は、地域の福祉関係機関と連携しながらSAT-Gライトを実施します。なお、診断や判定は受けていないものの、これまでの経過からタイプⅢが強く疑われる場合もタイプⅢとして対応することをお勧めします。また、今後の環境調整で必要があれば、ギャンブル障害の専門医療機関と連携し、ギャンブル障害の背景にある課題について見立てを行っていくことも考えられます。

　タイプⅠ〜Ⅲに共通した対応として、当事者が受け入れ可能であれば極力地域の自助グループも案内します。SAT-Gではギャンブルのやめ方について理解を深めることに強みがありますが、自分自身のギャンブル問題について同じ体験をした仲間とと

図表3-2　ギャンブル障害のタイプ別によるSAT-Gの活用方法

類型	活用パターン
タイプⅠ	SAT-G
タイプⅡ	SAT-G＋医療連携
	SAT-Gライト＋医療・福祉関係機関連携
タイプⅢ	SAT-Gライト＋福祉関係機関連携

もに経験を分かち合いながら理解を深めていく自助グループの強みとセットで回復を目指していくことが、よりよい支援につながると考えています。

　図表3-3は、受理面接で使用している問診票で、面接前に当事者に記載いただきます。この問診では、ギャンブルの現状や借金の状況、最終学歴、婚姻歴、自殺のリスクなど最低限必要な情報を得ることができます。

図表3-3　問診票

問診票

　現在までの経過等の情報を適切に把握し、今後について一緒に考えさせていただくため、いくつかの質問を設けさせていただきました。書ける範囲で構いませんので、ご記入ください。

名前（　　　　　　　　　　　）　　　年齢（　　　　）歳

該当するものに○をつけ、（　）に必要事項をご記入してください

1）現在の状況をおたずねします。

①主におこなっているギャンブル

（　　　　　　　　　　　　）　　例：パチンコ、スロット、競馬、競艇など

②最近1ヶ月のギャンブルの状況

・ギャンブルの頻度　　断ギャンブル中

　　　　　　　　　　月（　　）回又は、週（ 1・2・3・4・5・6・7 ）回

・ギャンブルに費やした時間　　1回あたり（　　　　）時間

・ギャンブルに費やした金額　　1ヶ月で（　　　　）万（　　　　）千円

③現在の借金（家族・親族からの借金は含まない）

ある（　　　　　　　）万円　・　ない

④精神科又は心療内科で診断を受けたこと（依存症以外の診断も含む）

ある（病名：　　　　　　　　　　　）　・　ない

⑤精神科又は心療内科以外で通院中の医療機関

ある（機関名：　　　　　　病名：　　　　　　　　）　・　ない

2）これまでのことをおたずねします。

①出生〜最終学歴までに生育歴で気になること（大きな病気、事故の有無など）

ある　・　ない

②対人関係（いじめ、不登校など）に苦労したこと

しばしばあった　・　少しあった　・　ない

③最終学歴

中学　・　高校　・　高校中退　・　大学　・　大学中退　・　大学院　・　専門学校

④家庭状況

　　　既婚　・　未婚　・　離婚歴あり

⑤仕事の状況

　　　有職　・　無職

⑥ギャンブルが関連して仕事をやめたこと

　　　ある　・　ない

⑦初めてギャンブルをしたと思われる時期と種目

　　（時期：　　　　　種目：　　　　　　）例：○年前、○歳頃、大学○年生の頃　など

⑧ギャンブルが原因で借金をした時期

　　（　　　　　　　　　　　　　　）例：○年前、○歳頃、大学○年生の頃　など

⑨今までの借金の総額（家族・親族からの借金は含まない）

　　（　　　　　　　　　）万円

⑩家族がご本人の借金の肩代わりをしたこと

　　　ある（　　　　　　　　　）万円　・　ない

⑪債務整理をしたこと

　　　　ある（時期：　　　　　　　　　）　・　ない

⑫ギャンブルに関連した問題で、行方不明になったこと

　　　　ある（時期：　　　　　　　　　）　・　ない

⑬ギャンブルに関連した問題で、死にたいと思ったこと（あるいは、それをほのめかしたこと）

　　　　ある（時期：　　　　　　　　　）　・　ない

⑭ギャンブルに関連した問題で、死のうと試みたこと

　　　　ある（時期：　　　　　　　　　）　・　ない

⑮ギャンブルが原因で法に触れることをしたこと

　　　　ある　・　ない

図表3-4は、アセスメントシートです。受理面接のアセスメントで必要な情報を書き込めるシートになっています。表面は問診票に記載された内容が整理でき、裏面は出生から現在までの経過を記載することができます。このシート1枚で当事者の状況を把握することができ、相談記録やカルテに添付しておくと、当事者が久しぶりに相談に来られたり、相談担当者が代わったときに、当事者の全体像を把握するのに役立ちます。

アセスメントでの注意事項

　経済問題やこころの問題の相談窓口において、借金や経済的破綻とうつがセットとなった相談を受けることがあります。その背景には、ギャンブル問題が潜んでいる可能性があり注意が必要です。当事者自身もギャンブル問題への自覚が薄い場合もあるため、こちらから質問しない限りギャンブルの話は語られず、「うつ病」と診断され、ギャンブルの問題には気がつかず、結果うつがなかなか改善しないということが起こります。したがって、「うつ＋借金（または経済的破綻）」はギャンブル問題があるかも知れないと考え、そのようなケースに遭遇した場合は、「元気だった頃、一番時間をかけてきた趣味は何ですか？」というように、「趣味」という切り口で質問を投げかけてみると、「パチンコです」とか「競馬です」と回答が返ってくることがあり、ギャンブル問題の早期発見・早期介入につながることがあります。

　もう一つ注意しなければならないのは、うつ病や統合失調症、パーキンソン病の方の場合に処方されている薬で、ギャンブルの問題が副作用として起きることがあるということです。第1章第5節で、ギャンブル障害の原因として、ドーパミンという物質が関わっていることを説明しました。パーキンソン病は、脳内でドーパミンが出にくくなっている病気なので、ドーパミンの放出を補う薬が処方されています。時として、ドーパミンの調節が上手くいかず、その影響によって衝動性が亢進され、もともと趣味の一つとしてギャンブルを楽しんでいた方が依存状態にまで陥ってしまうということがあります。

　また、うつ病や統合失調症の方の場合でも、不足しているドーパミンを放出させるような薬が処方されることがあります。通院先の医療機関では、ギャンブル問題については承知されておらず、気づかずに薬が処方されていることもありますので、パーキンソン病やうつ病、統合失調症で治療中の方の場合は診療情報提供書の提出を求めて、薬の処方状況を所属の医師に確認してもらうことが重要です。所属に医師がいない相談機関では、当事者から主治医にギャンブルへの依存について相談してもらい、治療方針にも反映してもらうことが必要となります。

プログラムの受講を希望されない場合

　受理面接後、プログラムの受講を希望されない場合は、ギャンブル障害に関する啓発リーフレット（ギャンブルで困った際の相談先や自助グループの情報などが掲載された資料等）や参考になる図書一覧といった最低限の情報を提供し、「もし何かあれば、いつ

図表 3 - 4　ギャンブル障害アセスメントシート

初回相談　　　年　　月　　日　　担当：　　　　　来談者：　　　　（関係　　　　　）	
氏名：（ふりがな）　　　　　　　　男・女	住所：
生年月日：　　年　　月　　日（年齢：　　　）	連絡先：
相談の主訴：	家族構成（ジェノグラム）：
ギャンブル問題に関する相談歴：	
ギャンブルの種目： パチンコ　スロット　競馬　競艇　競輪 その他（　　　　　　　　　　　　　）	

	アセスメント項目		備考
基本情報	精神科受診歴	ある（診断名：　　　　　　　　　）　・　ない	
	精神科以外の受診状況	受診中（診断名：　　　　　　　）　・　ない	
	おおきな病気・交通事故の経験	ある　・　ない	
	最終学歴	中学・高校・専門学校・大学（学部　　　）・大学院	
	就労状況	有職（職種：　　　　　　　　）・無職	
ギャンブル関連情報	ギャンブルの現状 （最近 1 ヶ月）	頻度　1 ヶ月　　　　　回 時間　1 回　　　　　　時間 費やした金額　1 ヶ月　　　　　円	
	初めてのギャンブル	歳から開始（当時の種目：　　　　　　）	
	初めて借金をした時期	歳の時　・　借金なし	
	今までの借金総額	円　・　借金なし	
	現在の借金額	円　・　借金なし	
	家族の肩代わり	ある（総額　　　円）　・　ない	
	債務整理の経験	ある（時期：　　　　）・　なし	
	自殺念慮・企図の経験	ギャンブルに関連した問題で、死にたいと思った経験　ある・ない ギャンブルに関連した問題で、死のうと試みた経験　ある・ない	
	失踪の経験	ある　・　ない	
	触法行為	ギャンブルが原因で、法に触れる行為をした経験　ある・ない	
	その他問題行動	家庭内暴力　物の破損　暴言　脅迫行為　自傷行為　盗み	
	断ギャンブルのための 自己努力	例）ギャンブルをやめる約束をした、家族にお金を預けた、GAに行った、受診した等	
	その他気になるエピソード・特記事項		

時期		ギャンブル及び、学業成績・対人関係・不登校・いじめ・その他気になるエピソード等
育ちのエピソード	幼少期	
	小学校	
	中学校	
	高校	
	大学・専門学校　など	

時期		職場・ギャンブル関連情報
社会人以後のエピソード	年　月　〜　　年　月	
	年　月　〜　　年　月	
	年　月　〜　　年　月	
	年　月　〜　　年　月	
	年　月　〜　　年　月	
	気になるエピソード・特記事項	

本人の希望：

家族の希望：

第３章　ＳＡＴ－Ｇの使い方

でもご連絡ください」という旨を伝えて、困ったとき早めに相談行動に移していただけるような関わりをすることに注力しましょう。

実際の面接場面では、「自分は借金のことで困っていて、ギャンブルのことで困っていない」「今は1週間ギャンブルをやめているし、やりたい気持ちも湧かないから大丈夫」「ギャンブルをやめると決めたからもう二度としない。ここに通う必要はない」と言い、プログラムの受講を望まれない方はいらっしゃいます。そういうときに「では、まずは実験的に、ご自身の工夫でギャンブルから離れた生活の継続に取り組んでみてください。仮に上手くいかないことがあればいつでもお電話ください」と伝え、当事者が再度相談行動に移す際のハードルを極力下げるような声かけをするよう心がけましょう。実際に、受理面接ではプログラムへの参加を断わった方のなかにも、1年後に再び連絡があり、プログラム受講につながって回復に向かった方がおられます。

自分たちの機関以外の選択肢も提示し、当事者が選べるようにしておくこともポイントです。「ほかにも専門医療機関や自助グループ等で力になってくれるところがあります。困ったときは参考になさってください」という旨を伝えます。このように、受理面接では、当事者のギャンブル問題の受け止めの段階に応じて柔軟に対応を変化させていくことが望まれます。

プログラムの受講が決まったら

受理面接の結果、プログラムを受講されることになったら宿題を出します。宿題は、カレンダーにギャンブルの状況を毎日記録することです（巻末付録のSAT-Gワークブック27〜28ページ参照）。

具体的には、毎日寝る前に今日一日を振り返って、青か黄色か赤のシール（注参照）のいずれかを貼ってもらいます。青はギャンブルをしたいと思うこともない安全な一日だった日です。黄色はギャンブルをしたいと思った、あるいはギャンブルのことが頭をよぎったが我慢できた日。赤はギャンブルをした日です。

さらに、赤や黄色のシールを貼った日は、何がきっかけでギャンブルをしたくなったか、そのきっかけを書いていただきます。たとえば「給料日だった」や「ギャンブルの話題を耳にした」「友達に誘われた」といったきっかけです。さらに赤のシールの日には、ギャンブルの種目、費やした時間、当初賭ける予定だった金額、勝ち負けの金額を書いていただきます。

このようにして、いままで漠然と行ってきたギャンブルを、カレンダーを通じて見える化していきます。カレンダーへの記録を半年間続けていくと、自分はどんな引き金でギャンブルをしたい気持ちが湧くか、あるいはどんな引き金によってギャンブルをしたか、ということがわかってきます。また、その引き金にどんな対処をしていけばよいか、どんな工夫ができるかということを当事者と一緒に考えていけます。その

注：シールは、直径9mm程度の丸シールが使いやすいでしょう。100円ショップ、文具店等で購入するか、「赤丸シール　9mm」といったキーワードで検索してみて下さい。

ため、カレンダーには正直に記録をつけてもらうことをお願いします。

　私たちは宿題を出す際に、プログラムからのドロップアウトを防ぐために、当事者に必ずお伝えしていることがあります。それは、「これから3か月後に、プログラムをやめたいと思う時期がきます。プログラムを真剣に取り組んでいると、少しずつギャンブルから離れていけるようになり、3か月後に『プログラムに通わなくても大丈夫』という気持ちになります。ですが、それは本当に安心できる状態ではありません。すべてのセッションを終えないと見えてこないことがあります。もしプログラムをやめたいと思う時期がきたら、私がお話したことを思い出して、プログラムを続けることを選択してください」という予告です。だれでも回復へのモチベーションを維持することは大変なことです。3か月ぐらいすると、気持ちが揺れてくる時期が来るのは自然な反応です。このことを事前に知っているかそうでないかでは、その反応に対してとる選択が変わってくるでしょう。そのため、あえて3か月後の予告をするようにしています。

各セッションの共通事項

　全6回のセッションは構造化されており、いずれも同じ順序でプログラムを進めていきます。セッションの流れは、「①チェックイン」→「②本日の課題」→「③チェックアウト」という順です。1セッションにかかる時間は、個別では1時間、集団で行う場合は2時間程度が目安です。

①　チェックイン

チェックイン

内容：カレンダーと近況確認

POINT▶

- 断ギャンブルにつながる本人の工夫やエピソードに注目。
- 黄色、赤のときの様子、それをどのように乗り越えたかを確認。正直に貼れたことを褒める。
- 青が続いていることを褒めすぎない。（褒めすぎると、黄色や赤を貼りづらくなることがある。）

　まずは、「チェックイン」について説明します。チェックインでは、当事者に出していた宿題のカレンダーを確認しながら、ここ最近1か月の様子の確認をします。
　チェックインのポイントは、カレンダーのなかで断ギャンブルに向けた当事者の工夫や努力を確認していくことです。そのためにも、黄色や赤のシールを貼った次の日に青シールが貼られている場合は、黄色や赤の状況からどのように乗り越えたかということを確認してください。また、黄色や赤シールを「正直に貼ったこと」そのものが、ギャンブルの問題から回復を目指した行動（問題に対抗するストーリー）であると受け止め、その行動を褒めるようにしましょう。
　一方で、青シールが続いている場合、これを褒めすぎないよう注意しましょう。青シールが続いていることを褒めることを続けると、その先で当事者は正直に黄色や赤が貼りづらくなる現象が起きます。青シールが続くことを褒めるということは、支援者が青シールを貼ることを「期待している」と当事者には伝わります。そうなると、当事者は支援者を落胆させたくないという思いになり、黄色や赤を貼ることをためらってしまいます。大切なのは、当事者が素直に「ギャンブルをしたい」「ギャンブルをしてしまった」ということを話せることです。ギャンブル障害には、ギャンブルの再開がつきものです。プログラム修了後もギャンブル再開は十分あり得ることで

す。重要なことは、修了後も再開した場合は、素直に信頼できる誰かに打ち明けられることです。そのため、安心安全なプログラム期間中に素直に打ち明ける練習が必要です。

　私たち支援者は、ギャンブル再開を打ち明けられた際には、当事者へ素直に打ち明けてくれたことへの労いをしっかり伝えましょう。仮にギャンブル再開を素直に打ち明けた結果、それをとがめられたとなると、当事者は次からは素直に言いづらくなります。一方、素直に打ち明けた結果、それを受け入れ、次の対策を一緒に考えてくれたなら、その後はより支援者に打ち明けやすくなります。

　具体的にカレンダーの例を確認しながら、チェックインのポイントを確認していきましょう（図表3-5）。この例でのポイントとなるのは3つです。1つ目のポイントは、正直にカレンダーに自身のギャンブル問題を表現できていることへのフィードバックです。黄色や赤シールの状況に気づいて正直にシールを貼ることは、「問題に対抗するストーリー」（26〜27ページ参照）といえますので、正直に貼れたことは素晴らしいことであることを当事者へフィードバックしてください。2つ目のポイントは、引き金の特定です。黄色のシールが貼られている6月10日、11日、19日は、どんなことが引き金となってギャンブルへの欲求が湧いたかを確認します。3つ目のポ

図表3-5　確認ポイントの例

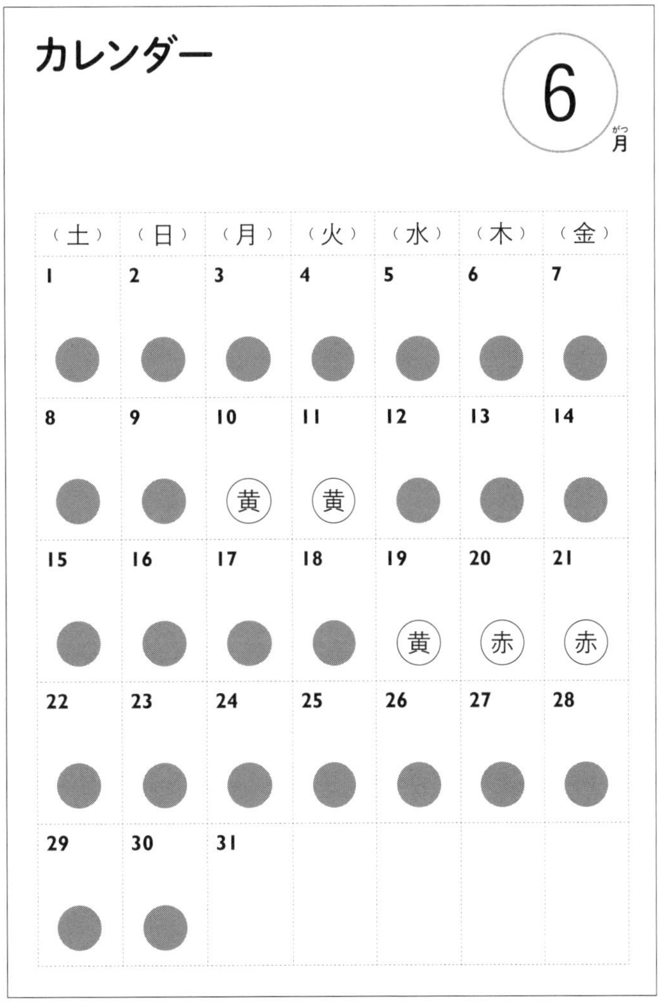

イントは、黄色や赤のシールが貼られた日の後にそれをどのようにして乗り越えたかの確認です。黄色が続いた後に青シールに転換した6月12日や、赤シールが続いた後に青シールに転換した6月22日に注目します。黄色や赤シールからどのような工夫や対処をして乗り越えたかを確認します。何気なく行っていた工夫や対処が、ギャンブルから離れた生活を続けていくための対処として活かしていけることがあります。

なお、当事者の目標がコントロールギャンブルの場合は、当事者が自ら設定したギャンブルとの付き合い方（56ページ参照）とカレンダーの状況を比較しながら、「上手くできていること」や「今後の課題」を当事者と確認してください。

② 本日の課題

本日の課題

内容：
・本日のセッションの概要を説明する。
・テキストを読み合わせ、その内容を解説する。
・課題に取り組む。
・スキルを学ぶ。

POINT
● 当事者の理解を確認しつつ、各自理解が深まるように適宜質問する。
テキストと同じような経験があったか聞いてみる。
日常生活で実践できそうなことを聞いてみる。
● 前向きに変わろうとする姿勢や発言は、丁寧に取り上げ褒める。

チェックインが終わったら「本日の課題」です。本日の課題では、該当のセッションを当事者と一緒に読み合わせながら内容を確認したり、テキスト中にある課題に取り組んでいただきます。ここでのポイントは、テキストにあるギャンブル障害に関するさまざまな解説を読んで、「当事者はどのように受け止めているか」「過去の経験と照らし合わせてみてどう感じたか」について確認したり、テキスト中の課題に取り組んで、今後の生活で実践に移せそうなことはどんなことかを確認してみることです。テキストの内容を理解するだけでなく、実際に活かせそうなことを見つけ、生活のなかで実践していただくことがこのプログラムの核といえます。

③ チェックアウト

> チェックアウト
>
> 内容：
> ・感想の共有
> ・セルフチェック
> ギャンブルをしないで毎日過ごしていく自信（0点〜100点）
> 本日の内容がどの程度理解できたか（0点〜100点）

　本日の課題が終わったら、最後に「チェックアウト」で、今回のセッションの振り返りを行います。

　チェックアウトでは、「セルフチェックと感想」というシートを使用します（図表3-6）。この「セルフチェックと感想」では、振り返りを行うにあたり2つの質問をしています。1つ目は、自分で立てた目標を達成する自信についての質問です。「今現在、あなたがギャンブルをしないで毎日過ごしていく自信（あるいはコントロールしていく自信）」が0点から100点中の何点かを回答していただきます。点数をつけることで、その点数をもとに当事者の自信であったり、逆に不安な気持ちを言語化していただきやすくなります。

　たとえば「自信は60点」と回答された場合、「半分より少し自信があるというお気持ちでしょうか」と、自信についての思いを確認できます。一方で、不安に思っている点を確認する場合は、「残り40点の不安は、どういったお気持ちからですか」という切り口から確認することもできます。「自信は10点」と回答された場合は、「今は不安が大きいというお気持ちでしょうか」という不安についての確認と、一方で「自信がまったくないわけではないのですね」という自信についての思いも確認できます。仮に、「自信は0点」と回答したとします。この場合は「全く自信がないということを素直に打ち明けられた」と受け取ることができますので、「自分の気持ちを正直にご回答いただきありがとうございます。これから少しずつ自信を上げていけるよう、一緒に取り組んでいきましょう」と伝えることができます。

　このように、自信を点数化することで、当事者がギャンブルの問題について現時点でどのように捉えているかを確認することができますし、併せて当事者自身の自己理解を深める機会にもつながります。また、セッションを重ねるごとに自信は上がっていく傾向があるため、少しずつ自信をつけていることに自分で気づくこともできます。

　2つ目の質問は、理解度を確認する質問です。今回のプログラムの内容がどれくらい理解できたかについて0点から100点で回答していただきます。この点数をもとに、理解が深まったところや、逆にわかりづらかったところについても確認します。

　各セッションには、それぞれ狙いとしていることがあります。その狙いについては、セッション開始冒頭に当事者にお伝えしておくと、当事者も心の準備をした上で

セッションに臨めます。

　それでは、セッションを始めましょう。

図表 3 - 6　各回振り返りシート

セルフチェックと感想

今日の日付：　　　年　　　月　　　日

名前：＿＿＿＿＿＿＿＿＿＿＿＿＿

1 ）今現在、あなたがギャンブルをしないで毎日を過ごしていく自信がどれくらいあるか教えて下さい。「ぜんぜん自信がない」を 0 点とし、「絶対の自信がある」を100点としたら、今のあなたは何点くらいでしょうか？下の線上のあてはまるところに○をつけて下さい。

　　（※あなたの目標が「コントロールギャンブル」の場合は、上記の自信を「コントロールしてギャンブルを続けていく自信」と読み替えて下さい。）

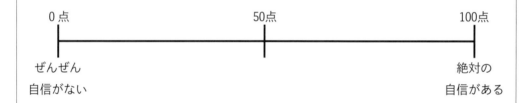

```
0点              50点            100点

ぜんぜん                        絶対の
自信がない                      自信がある
```

2 ）今回のプログラムの内容がどれくらい理解できたと思うか、あなたの正直な気持ちを教えて下さい。「まったくわからなかった」を 0 点とし、「とてもよくわかった」を100点としたら、今のあなたは何点くらいでしょうか？下の線上のあてはまるところに○をつけて下さい。

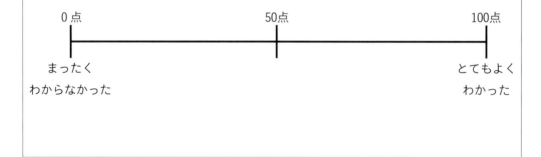

```
0点              50点            100点

まったく                        とてもよく
わからなかった                  わかった
```

本プログラムで使用する「ギャンブル」という用語は、可能性の大小を問わず、偶然が結果を左右するようなゲーム、競技、その他の催事において、金銭や所有財産の損害リスクをはらんでいるような行為を指します。

第 **1** 回
_{せいり}

あなたのギャンブルについて
整理してみましょう

1 あなたにとってのギャンブルの魅力（みりょく）は？

2 ギャンブルはあなたにどんな結果（けっか）をもたらしましたか？

> 短期的（たんきてき）な結果（けっか）

> 長期的（ちょうきてき）な結果（けっか）

3 メリットとデメリット

	メリット	デメリット
ギャンブルを 続（つづ）ける		
ギャンブルを やめる		

002

① 「これまでのギャンブル」と「これからのギャンブル」をじっくり考えて整理する
② ギャンブルを今後どうしていきたいかの目標を決める

　第1回のセッションでは、今後の目標を決めます。目標を「断ギャンブル」とするか、あるいは「コントロールギャンブル」とするかは当事者が選択します。この目標の自己決定をSAT-Gでは非常に大切にしています。第2章の対応の基本の1つ目でお伝えしたように、目標を決めるのは当事者であり、支援者ではありません。当事者の人生は当事者のものであり、私たち支援者のものではないからです。ただ、目標を自分で決めた以上は、自分の責任のもと主体的に取り組むことが求められます。そのため、目標設定には、時間をかけてじっくりと考える時間が必要であるので、目標設定のために1回分のセッションを費やします。

　目標は、 4 の「あなたの目標」で当事者に決めていただきますが、そこにたどりつくまでに、「これまでのギャンブル」と「これからのギャンブル」について当事者自身でじっくり考えていただきます。

　まずは、 1 の「ギャンブルの魅力」についてから確認していきます。プログラムの序盤では、当事者も緊張感が高いと思われますので、最初から「ギャンブルで起きた問題」について確認するよりも、ギャンブルにはどんな魅力があったかの方が答えやすいものです。当事者はいろいろなリスクがあるなかでもギャンブルを続けてきた経過があります。さまざまなリスクを背負ってでも続けてきたのは、ギャンブルには当事者を引きつける何らかの魅力があるからです。したがって、どんなことが魅力だったのかをまずは確認していきます。魅力は1つではなく複数あることがほとんどです。その魅力は当事者にとって非常に価値あるものであったかもしれません。当事者の語る魅力を聞けば、ギャンブルを手放せなかった理由を当事者の立場に立って支援者も理解できると思います。ギャンブルによって困ってきた反面、ギャンブルがなければ乗り越えてこられなかった苦しさを当事者は抱えていたのかもしれません。

　この「魅力」については、「お金が増える」「（借金問題について）一発逆転できる」といったお金のことについて、みなさんが共通して答えます。ほかにも、「嫌なことや現実を忘れられる」「ストレス発散になる」「孤独じゃなくなる」「寂しさが紛れる」などといった気持ちの変化を挙げることも多いです。このほか、「暇をつぶせる」「社交の場になる」という回答もあります。

　魅力をしっかり聞いた上で、 2 の「ギャンブルが当事者にもたらした結果」を整理していきます。結果については、「短期的な結果」と「長期的な結果」に分けて整理していきます。短期的な結果はギャンブルをしている時や、終わった直後に起きた結

果のことです。長期的な結果は、ギャンブルを長く続けてきた結果、最終的にどんなことが起きたかということです。

短期的な結果では、多くの場合当事者は「勝ったとき」と「負けたとき」に分けて話してくださいます。勝ったときは、「お金が増えた」「気分が高揚した」「優越感を感じた」「ストレスが発散された」「友人と美味しいものを食べにいこうと計画した」というプラスの結果が起きています。■の「ギャンブルの魅力」で挙がっていることの多くは、「短期的な結果」のなかでもギャンブルで勝ったときに起こっている結果であることが多いです。

一方で、負けたときは「お金が減った」「やめておけばよかったと後悔した」「こんなはずじゃなかったと絶望した」「罪悪感にさいなまれた」「居なくなってしまいたいと思った」「怒りが湧いてきた」というようなマイナスな結果が起きています。つまり、勝ったときと負けたときでは正反対な結果が生じているのです。加えると、当事者は「負けたとき」の経験の方が圧倒的に多いのです。つまり、当事者は数少ない勝ちのなかに潜む「魅力」が手放せないで苦しんでいるのです。また、日々勝ちと負けの正反対な結果をジェットコースターのように経験しているのです。「短期的な結果」を整理したら、ギャンブルは悪いことばかりでなく、よい結果も起きていたことや、ジェットコースターのような日々で気が休まらなかったであろうことを当事者にフィードバックしてください。

続いて、長期的な結果です。当事者がここで答える回答に、よい結果は一つもありません。「借金が増えた」「多重債務になった」「自己破産した」「職を失った」「離婚をした」「嘘をつくことが平気になった」「うつ病になった」「死にたい気持ちになった」「刑務所に入ることになった」といった回答が多く記入されます。

長期的な結果が埋まったら、■の「ギャンブルの魅力」と②の「長期的な結果」を見比べてみましょう。多くの場合、「ギャンブルの魅力」と「長く続けてきた結果」には矛盾が生じています。その矛盾に気がついたら、それを当事者に確認してみてください。たとえば「お金が増える一方で、借金が増えた」「ストレス発散の一方で、死にたい気持ちになった」「暇をつぶせる一方で、刑務所に入り自由を失った」等。当事者もこの矛盾に気がついている一方で、見ないようにしてきたところであろうと思われます。こちらの思い込みで指摘するのではなく、当事者が回答として書き込んだことをもとに確認を進めることによって、当事者との対峙を避けながらギャンブル障害への理解を深めていく機会となります。これは、依存症支援で用いられる「動機づけ面接」において、「矛盾の拡大」とよばれている手法です。

ここまでの■②は、「これまでのギャンブル」についての振り返りです。続く③の「メリットとデメリット」では、「これからのギャンブル」について考えます。

今後ギャンブルを続けた場合のメリットとデメリットと、ギャンブルをやめた場合のメリットとデメリットについて、テキストの表に記載していきます。この表の記載にあたっては、■や②で記載されたことが参考になります。

まずは、ギャンブルを続けることでのメリットです。ここでは「暇がつぶせる」とか「お金が増える」「ストレス発散ができる」ということがよく書かれます。続けることでのデメリットでは、「お金が減る」とか「借金が増える」「仕事を失う」「家族

を失う」「孤独になる」「信頼を失う」「精神的に苦しくなる」「時間を無駄にする」といったことがよく書かれます。

続いてギャンブルをやめることでのメリットです。「借金が返せる」「自由な時間ができる」「気持ちが晴れやかになる」「信頼を取り戻せる」といったことが書かれます。最後は、やめることでのデメリットです。ここでは、「ストレス発散の手段が一つ無くなる」「暇がつぶせない」といった回答がありますが、あまりたくさんの回答が書かれることはありません。メリットとデメリットの表の４つすべてが埋まってわかることは、「ギャンブルを続けるデメリット」や「ギャンブルをやめるメリット」が「ギャンブルを続けるメリット」や「ギャンブルをやめるデメリット」より圧倒的に大きいということです。つまり、ギャンブルをやめた方が続けることよりメリットが大きいということが客観的に見えてきます。

もう一つ大切なことは、「ギャンブルを続けることでのメリット」として書かれていることです。仮にこのメリットがギャンブル以外のことで補えるなら、ギャンブルを続ける必要性は薄らぐのです。たとえば「暇がつぶせる」や「ストレス発散になる」と書かれていたら、「ギャンブル以外で暇がつぶせたり、ストレス発散になる楽しみが見つかるとギャンブルを断ちやすいということでしょうか」「ギャンブルより低コストで時間がつぶせる何かが見つかるとより経済的ですね」と確認ができます。第１回のセッションの時点では、ギャンブルに代わる過ごし方が見つからないと思いますが、今後セッションを重ねていくなかで、別の過ごし方を考えていくきっかけになるかもしれません。なお、第５回のセッションでは、「ギャンブルの代わりに楽しめる活動」について考える機会を設けています。過去には、ギャンブルに代えて、より低コストで楽しめる過ごし方として「1,500円で6時間過ごせる漫画喫茶」や「1日300円で使用できるスポーツジム」といった活動を取り入れた方もいました。

4 あなたの目標

これから 6 ヶ月間のあなたのギャンブルにおける目標は A と B のうちどちらですか？
当てはまる方に○をつけてください。

☐ **A. 断ギャンブル**（ギャンブルをやめる）

☐ **B. コントロールギャンブル**（下記の決まったやり方でだけギャンブルをする）

- 1回のギャンブルに費やすお金と時間の上限：

  1回 [＿＿＿＿＿＿＿] 円まで賭け、[＿＿＿＿＿＿＿] 時間まで費やす。

- 1ヶ月間（30日）の、ギャンブルをする日数：

  1ヶ月間で [＿＿＿＿＿＿＿] 日以内とする。

- 以下の状況のときだけギャンブルをする。
  （例：休みの日、家の掃除をした日、家族にギャンブルをすることを告げた日）

  [   ]

- 以下の状況では、ギャンブルはしない。
  （例：仕事中、平日、家族に嘘をついて）

  [   ]

5 あなたが、この目標を立て、自身のギャンブル行為を変えたいと
思っているその理由を重要な順に3つ挙げてください。

❶

❷

❸

6 目標達成の重要性

現在あなたにとって、この目標を達成することは、どれくらい重要なことですか？
「まったく重要ではない」を 0 点、「最も重要である」を 100 点としたら、今のあなたは何点くらいですか？ **下の線の上の当てはまるところに○をつけてください。**

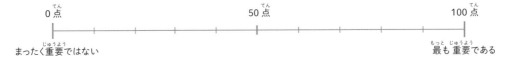

0 点　　　　　　　　　　　50 点　　　　　　　　　　　100 点

まったく重要ではない　　　　　　　　　　　　　　　　最も重要である

ここまで、これまでのギャンブルと、これからのギャンブルについて整理をしてきたことを踏まえて、今後のギャンブルをどうしていきたいかの目標を当事者に設定していただきます。つまり、「断ギャンブル」と「コントロールギャンブル」のどちらを目指すかということです。

　目標を決める作業は、ここまで整理をした上で当事者自身が決めることが大切です。仮に受理面接で「ギャンブルをやめようとは考えていない」と言われたとしても、それは表面的であり、かつ一時的な思いであることが多々あります。その言葉に支援者は引っぱられず、まずは関わりを開始し、これまでのことや今後のことを考える機会を設け、その上でどうしていきたいかを決めていく過程が大切です。仮にここまで整理をした上で、「コントロールギャンブル」を選択したなら、それを応援すればよいのです。コントロールギャンブルを選んでも、プログラム終盤には自然と目標が断ギャンブルに変わっている方もいます。当事者が決めた目標を応援しながら、当事者が主体的にその目標に向かって頑張り、必要があれば自分の意志で目標を切り替えていけばよいのです。その過程を応援することが支援者の立ち位置だと考えます。

　目標を決めた後は、5 の「目標を立て、自身のギャンブル行為を変えたいと思っている理由」です。何のためにギャンブルをやめようと決めたのか、あるいはコントロールしていこうと決めたのか、その理由を当事者に書いてもらいます。多くの場合「理由」は１つではなく複数あるため、理由を３つまで書き込めるようにしていますが、理由を多くは挙げられない場合は、１つでもいいので挙げてもらいます。理由を挙げてもらったら、名刺サイズの白いカードを渡して、カードに目標とその理由を書き込んでもらいます。そして、もしも行き詰まることがあったときは、このカードを見返すことを勧めています。プログラムを受講している間も当事者は、さまざまな葛藤と出会います。解決していない借金や失った信頼がなかなか取り戻せないことなどにより、時に心が折れそうになることがあるでしょう。そのような時に、「なぜ自分がこのプログラムを受けることを決意したのか」「何故この目標に向けて頑張ろうと決めたのか」ということを思い出してほしいのです。ドロップアウトしそうなときのお守りとしてこのカードを身近な財布に入れておいていただけたらと思います。また、「目標を立てた理由は、プログラムを２周、３周すると変わってくる」とおっしゃる当事者もいます。ギャンブルから離れて落ち着いてくると、さまざまなことが見えてきて、目標を達成する理由にも変化が生じてくるかもしれません。たとえば、「周囲の人のため」が「自分のため」へと変化するなどです。

　6 の「目標達成の重要性」では、ギャンブルをやめるという目標を達成することは、当事者にとってどれぐらい重要なことかを「まったく重要でない」を０点、「最も重要である」を 100 点として何点かということを聞きます。ここはほとんどの方が 100 点と回答しますが、当事者に目標達成の重要性をあえて表明していただくことで、今後主体的にギャンブル問題に取り組んでもらう契機とする狙いがあります。

第 ② 回 引き金から再開にいたる
道すじと対処

Ⅰ 引き金

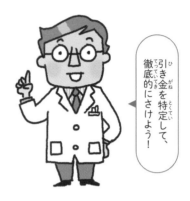

引き金とは、ギャンブルへの渇望を引き起こす、人・場所・物・状況・気持ちなどのことをいいます。たとえば、ある人が毎月給料日に、仕事の後、コンビニのATMでお金を引き出して、パチンコ屋に行っていたとします。このような場合、この人の引き金は、次のようなものでしょう。

引き金を特定して、徹底的にさけよう！

引き金

給料日、仕事の後、コンビニ、ATMの機械、お金、パチンコ

引き金があり、そしてギャンブルをする、ということを何度もくりかえすと、あなたの脳は、引き金とギャンブルをすぐに結びつけてしまいます。つまり、たった一つの引き金によって、あなたはギャンブルへとかりたてられてしまうようになるのです。引き金−思考−渇望−再開、というサイクルはなかなか断ち切ることができないものです。

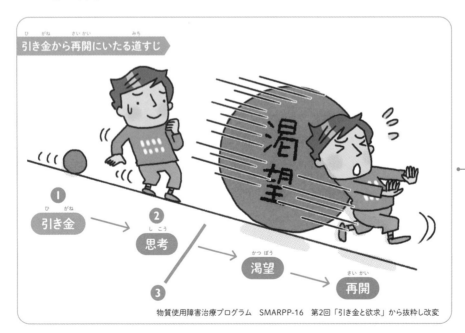

引き金から再開にいたる道すじ

① 引き金 → ② 思考 → 渇望 → 再開

③

物質使用障害治療プログラム　SMARPP-16　第2回「引き金と欲求」から抜粋し改変

① ギャンブルから離れた生活を続けていくために 必要な工夫や対処を学ぶ。
② ①で学んだことを実践に移す。

　第2回目のセッションでは、ギャンブルへの渇望を引き起こす引き金を特定して、それに対する具体的な対処方法を考えます。

　「 **I** 　引き金」では、引き金についての解説と、引き金があることが結果的にギャンブル再開に繋がっていくことを説明しています。**I**の文章を当事者と読み終えたところで、下段の図について以下のように当事者に説明します。

　何らかのギャンブルへの「引き金」を引くことで小さな欲求が湧きます。小さな欲求が湧くと、ギャンブルのことを「思考」したり、実際にギャンブルの情報を調べたりするようになります。この小さな欲求が湧いている状態に早めに気づけばよいのですが、気づかずに放っておくと、次第に小さな欲求は大きな欲求である「渇望」になっていきます。この「渇望」にまで欲求が大きくなると、その欲求に耐えられず結果的にギャンブルを「再開」してしまいます。

再開にいたる道を途中で断ち切るためのポイントは以下の3つです。

❶ 引き金を特定し、できるかぎり離れる。
（例：決めた金額以上のお金を持ち歩かない、お金は家族に管理してもらうなど）

❷ ギャンブルを再開しそうな危ないサイン（黄色シール ※ P.27 を参照）
に早めに気づく

❸ ②で気づいたら、早めに対処する。

本プログラムでは、上記❶～❸について学び、日常生活の中で実践に移していくことでギャンブルから遠ざかった生活を取り戻すことを目指します。今回セッションでは❶と❸を整理し、第3回セッションで❷を整理します。第4回では❶～❸のまとめを行い、第5回では回復に向けた備えについて学びます。

それでは、まず上記❶「引き金を特定し、できるかぎり離れる」から整理していきましょう。

2 外的な引き金と内的な引き金

①外的な引き金…人、場所、物、状況といったあなたの周囲にある引き金

課題1

ギャンブルをするきっかけ（引き金）になりそうなものには ◯ 、そうでないものには ✕ をつけましょう。書かれていること以外にも、引き金になりそうなことがあれば、書き出してみてください。

☐ 一人で家にいるとき　　　　　　　　☐ テレビの CM を見たとき
☐ ギャンブル仲間と一緒にいるとき　　☐ ギャンブル雑誌を読んでいるとき
☐ 暇なとき　　　　　　　　　　　　　☐ ギャンブルの動画を見たとき
☐ お休みの日　　　　　　　　　　　　☐ ネット投票のサイトに入ったとき
☐ 仕事の後　　　　　　　　　　　　　☐ ギャンブル場の前を通ったとき
☐ 大きなレースやイベントがある日　　☐ ギャンブル場の中に入ったとき
☐ 高額な買い物をしたくなったとき　　☐ ATM を操作しているとき
☐ スポーツ新聞を読んでいるとき　　　☐ 給料日
☐ 広告チラシを見たとき　　　　　　　☐ 手元にお金があるとき
☐ 職場でギャンブルの話題を耳にしたとき
　　　　　　　　　　　　　　　　　　　　　　　　　　　　　円以上

その他

再開の道を途中で断ち切るためにSAT-Gでは3つのポイントを学びます。この3つのポイントが、上段の「❶引き金を特定してできる限り離れる」、「❷ギャンブルを再開しそうな危ないサインに早めに気づく」、「❸気づいたら早めに対処する」です。ここで記載されている❶❷❸は、58ページの図に記されている❶❷❸とリンクしています。

　続いて、「❷　外的な引き金と内的な引き金」です。ここでは、課題への取り組みを通じて、引き金を「外的な引き金」と「内的な引き金」に分けて整理していきます。「外的な引き金」とは、私たちの周囲にある人や場所や物や状況のことです。「内的な引き金」とは、私たちの内側にある気持ちのことです。

　では、「❶外的な引き金」の整理についての説明です。ここにたくさんの外的な引き金を並べています。日頃当事者にとって引き金になりそうなものには○、そうでないものには×を付けていただきます。ここで挙がっている引き金は、過去にこのプログラムを受けた方が挙げた引き金を参考に掲載していますので、多くの項目に○が付くと思われます。多くの○が付いた場合は、過去の経験からギャンブルにつながりやすい上位3つの引き金を絞り込んでいただくようにしています。このプログラム期間中にすべての引き金を避けることは困難ですので、特に注意を要する引き金に注力することから始めてみることを勧めています。当事者の多くが上位に挙げる引き金は、「手元にお金があるとき」です。これを挙げた方は、具体的に何円以上が手元にあると行きたくなるかも記載していただきます。

〈引き金から再開に至った事例（架空事例）〉
○友人のギャンブルの話を聞いたことがきっかけで競馬を再開したAさん

　Aさんは、競馬の負けを深追いした結果、多重債務を抱え、返済が困難になったことから家族にギャンブル問題が発覚しました。借金発覚後、競馬をやめることを条件に、家族に借金を肩代わりしてもらいました。その後3ヶ月間競馬を断っていましたが、職場の喫煙所で同僚が競馬で大勝ちした話題を耳にしました。これを機に競馬のことが気になるようになり、レースのことをインターネットで調べたところ、ちょうど次の休日に、以前大勝ちした経験のある重賞レースが開催されることが分かり、結果的に競馬を再開しました。再開当初は、決めた小遣いの範囲で楽しんでいましたが、再開1年後には再び競馬で借金をするようになりました。

> Aさんの引き金＝職場の喫煙所、ギャンブルをする同僚、ギャンブルの話題、
> インターネット、レースの情報

②内的な引き金…あなたの内側にある引き金（気持ち）

> **課題2**
>
> ギャンブルをするきっかけ（引き金）になりそうな気持ちには ☑、そうでないものには ☒ をつけましょう。書かれていること以外にも、引き金になりそうな気持ちがあれば、書き出してみてください。
>
> ☐ 不安　　　　☐ イライラ　　　┊　☐ わくわく　　☐ 自信満々
> ☐ 満たされない　☐ 悲しい　　　┊　☐ 楽しみ　　　☐ 挑戦的
> ☐ さびしい　　　☐ おそれ　　　┊　☐ 幸せ　　　　☐ リラックスした
> ☐ 罪悪感　　　　☐ 落ち込み
> ☐ 焦り　　　　　☐ プレッシャーがある
>
> その他
> -

3　引き金をさけるための工夫

> **課題3**
>
> 課題であげた引き金をさけるために、どのようなことができますか？
> 実行できそうなことにチェック ☑ をつけてください。書かれていること以外にも、できそうなことがあれば、書き出してみてください。
>
> ☐ 他の人にお金を管理してもらう
> ☐ 財布の中は硬貨だけにする
> ☐ 決めた金額（　　　　　　　　円）以上は持ち歩かない
> ☐ クレジットカードを解約する
> ☐ 銀行のキャッシュカードを家族に預ける
> ☐ サラ金・銀行ローンの貸付自粛制度を利用する
> ☐ ギャンブルのネット投票の会員登録を解約する
> ☐ ギャンブルのネット投票の利用を規制する制度を活用する
> ☐ ギャンブル場の前を通らない
> ☐ ギャンブルの新聞広告や雑誌を読まない
> ☐ インターネットでギャンブルのサイトや動画を見ない
> ☐ 平日の昼間は仕事をする
> ☐ 平日の昼間は通所施設に通う
> ☐ 休日の予定がない日は、ジムや図書館に通う
> ☐ お金をあつかう仕事をさける
> ☐ ギャンブル仲間と距離をとる
> ☐ ギャンブルの問題を友人や同僚に伝えて、配慮してもらう
> ☐ スマートフォンをガラケーに変える
>
> その他

続いて、内的な引き金です。内的な引き金は自身の気持ちといった内面の部分になり、当事者のなかには、「気持ちが引き金になるということはない」という方もいます。そのような場合は、この 課題2 を飛ばしても構いません。一方で、「外的引き金より、気持ちが引き金になりやすい」という方もいます。特に第1章で紹介した、ほかの精神障害先行型であるタイプⅡの方や女性の場合は、内的な引き金がギャンブルと結びつきやすい傾向にあり、「イライラしているときに行きたくなる」「寂しさや孤独感を強く感じているときに行きたくなる」「ワクワクしていて、気持ちが高揚しているとき行きたくなる」と回答されます。

　続いては、「 3 　引き金を避けるための工夫」です。ここでは、 1 や 2 で整理した引き金を避けるため、これまでSAT-Gを受けてこられた方が考えた工夫が挙げています。このなかで、できそうなものにチェックを付けていただきます。第2回セッション最後の まとめの課題 （66ページ）において、実践に移すものを絞りこみますので、 3 では、実際に実践するかどうかは別として、まずは「できそうなこと」に気軽にチェックを付けていただきます。選択項目のなかには、「決めた金額以上は持ち歩かない」とか、「他人にお金を管理してもらう」、あるいは借金を自分からできないようにするための制度である「貸付自粛制度を利用する」というような項目もあります。ここでのポイントは、当事者自らが考えて選ぶ過程です。人は他者から押しつけられると、実践に移す意欲が下がります。仮に実践に移したとしても長くは続きません。押しつけられたことが「したくないこと」「できそうにないこと」であればなおさらです。自分自身ができそうなことは何かを考えて選択することが、「してみよう」という「主体的な行動」へとつながっていきます。なお、 3 に取り組む前に、豆知識「引き金ビッグ3」（巻末付録のワークブック24ページ）について内容の確認を加えると、引き金を避けるための工夫を考えるヒントになりますのでご活用ください。

4 **ギャンブルについての考えを断ち切る対処（思考停止法）**

　ギャンブルの再開には、一連の流れがあることを私たちは学びました。この流れが始まらないように、最初の引き金を徹底的にさけることが大切です。ですが、私たちの普段の生活の中には、引き金は無数にあり、全てをさけることは不可能に近いでしょう。

　この流れを断ち切るもう一つの方法を紹介します。もし引き金に出会ってしまって、ギャンブルのことを考えてしまったときの対処です。ギャンブルのことを考え続けると、はじめは小さかった渇望があっというまに大きくふくれあがります。この状態になってしまったら渇望に打ち勝つことは困難です。ですから、考えはじめの段階でストップをかけることが大切です。考えている自分に気付いたら、すぐその考えを断ち切りましょう。この考えを断ち切る対処を「思考停止法」と呼びます。

課題4

　以下の対処1〜5（思考停止法）の中で、実行できそうなものにチェック ☑ をつけてください。

☐ **対処1** スイッチ

スイッチやレバーの絵を頭に思い浮かべ、そのスイッチを切ると同時に、ギャンブルに関する考えを捨て去る。

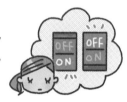

☐ **対処2** 輪ゴム

輪ゴムを手首につけ、その輪ゴムをパチンとはじいて「だめ！」と言う。その後、気持ちをきりかえて何か別のことを考える。

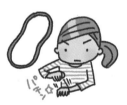

☐ **対処3** リラックス

息を深くすいこんで、ゆっくりと息をはきだす、これを3回続ける。だんだんと張りつめた気持ちがゆるんでくる。

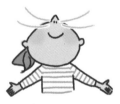

☐ **対処4** 電話

誰かに電話して気持ちを話す。話を聞いて欲しいときに電話できる人を何人かさがし、前もって頼んでおく。

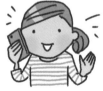

物質使用障害治療プログラム　SMARPP-16　第2回「引き金と欲求」から抜粋し改変

続いて、再発のサインに気がついたときの対処です。引き金を引いてギャンブルへの欲求が湧き、ギャンブルのことを考え出した際、そのギャンブルの考えを早めに断ち切ることが大事です。この考えを断ち切る対処を思考停止法と呼びます。

　「 4 　ギャンブルについての考えを断ち切る対処法」では、思考停止法の例を紹介しながら、当事者に「できそうなもの」を選んでいただきます。ここで選んだ項目を参考にしながら、 まとめの課題 （66 ページ）で実践に移す対処として絞り込みます。 課題 4 で紹介している 対処 1 ～ 対処 4 は薬物依存症治療で診療報酬化されている認知行動療法プログラムの「SMARPP（スマープ）」や、ギャンブル障害の治療で診療報酬化されている「ギャンブル障害標準的治療プログラム」においても紹介されているものです。

〈思考停止法使用のワンポイント〉

○思考停止法は、手間と時間がかからないものが実践向き

　ギャンブルへの欲求は、仕事中や余暇中のふとしたタイミングで突然湧いてきます。ギャンブルへの欲求に気がついたら、なるべく時間を空けず思考停止法を行うことが肝心です。従って思考停止法は、「手間と時間を要しないもの」が実践向きです。仮に思考停止法を「自宅でテレビゲームをする」とした場合、職場で欲求が湧いたときは、仕事が終わって自宅に帰るまでは実行できません。そのため、仕事中に欲求が湧いたときは、「その場でできる」または「短時間席をはずせば実行できる」対処の方が向いているといえます。なお、「自宅でテレビゲームをする」を思考停止法とした場合は、これとは別に、「手間と時間を要しないもの」も一つ準備し、場面ごとに使い分けることをお勧めします。

○思考停止法をした後に、「ギャンブルとは別のこと」をイメージする

　ギャンブルへの欲求の大きさによっては、思考停止法をしただけではなかなかギャンブルへの欲求を断ち切れないことがあります。この場合は、ギャンブルへの欲求を断ち切るため、思考停止法をした後に、加えて「ギャンブルとは別のことをイメージする」という対処を重ねることをワンポイントとしてお勧めしています。なお、ギャンブルのことを強く考えている状況下で別のことを考えようとしても、その場ではギャンブル以外のイメージがなかなか湧いてこないものです。従って、イメージするものを前もって決めておくことをお勧めします。「ギャンブルのことを考えたときは、○○のことをイメージしよう」とお守り代わりに決めておくのです。イメージする対象は以下のヒントを参考にしてください。

- ・これまでの人生で印象に残ったことで、簡単に想起できる場面
- ・その場面は、ギャンブルとは無関係であること
- ・ネガティブな思い出ではなく、「楽しかったこと」や「感動したこと」などポジティブな印象をもっている場面であること

　例）子どもの頃の遊び場だった神社、子どもの頃家族で行った旅行の風景、ハマっていたアニメやドラマの印象的な場面

（対処5） その他

以下は、過去にこのプログラムを受けた仲間が活用した対処です。

☐ 好きな音楽を聴く

☐ 好きな動画を見る

☐ 携帯の待ち受け画面（家族や動物の写真など）を見る

☐ メールや LINE でギャンブルをしたい気持ちを
　　相談できる人に伝える

☐ 腕に付けたプロミスリングを見る

☐ コップ一杯の水を飲み干す

☐ アクシデントカード
　　（ギャンブルを続けてきた結果起きたこと（P.2 を参照）を書いた名刺サイズの
　　カードを読み返し、苦しかった頃を思い出す）

☐ スワイショウ（P.25 を参照）

☐ 数息観（P.26 を参照）

　書かれていること以外に、ギャンブルについての考えを断ち切るのに役立ちそうな対処があれば書き出してみてください。

- -

まとめの課題

　次回のプログラムまでに、以下の①②について実行してみたいことをそれぞれ記載してください。

① 引き金をさけるための工夫
　（P.6 課題3 を参考に実行してみたい工夫を記載してください）

- -

② ギャンブルについての考えを断ち切る対処（思考停止法）
　（P.7 ～ P.8 課題4 を参考に実行してみたい対処を記載してください）

- -

008

「 対処5 　その他」は、このプログラムを実際に受けた方々が実践してきた対処を
挙げています。このなかで、スワイショウや数息観というものを紹介していますが、
こちらについてのやり方の詳細を巻末付録のSAT-G ワークブック 25・26 ページで
紹介していますのでご参照ください。

　最後に まとめの課題 です。この課題は、次回までの 1 か月間で実践してみたい取り組
みについての確認です。具体的には、「❶引き金をさけるための工夫」と「❷ギャン
ブルについての考えを断ち切る対処」で選択した項目のなかから実践に移してみたい
ものを選んでいただきます。ここでは「実践してみたいこと」という問いかけをして
います。あくまで「させられる」のではなく、「自分がする」という主体性が大切な
のです。第 3 回セッションまで 1 か月ありますので、まとめの課題で回答されたこと
を宿題として日常生活のなかで取り組んでいただき、第 3 回セッションのチェックイ
ンの際に取り組んだ結果を確認します。

第 ③ 回 **再開を防ぐために**

I 再開と再発

　「再開」と「再発」という言葉はよく似ていますが、このプログラムでは、2つの言葉を違う意味で使います。まず、「再開」とは「ギャンブルをしばらくやめていたのに、またやってしまうこと」の意味です。一方、「再発」とは、「まだギャンブルをしていなくても、以前ギャンブルをしていたときに見られた悪い行動や思考のパターンが再び現れてくること」の意味で使います。いいかえれば、再発は「再開の前ぶれ」といえるでしょう。つまり、実際にギャンブルを「再開」してしまう前に、すでに「再発」が始まっていると考えてください。そして、この「再発」の症状に気づかないまま、何も手を打たないで放っておいた後には、必ずといっていいほど、「再開」がやってくるのです。

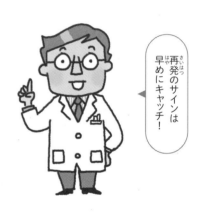

　けれども、再発について学び、再発のサインに気づく方法を知っておくことで、ギャンブルの再開にいたる前に歯止めをかけることができます。再発のサインとして「悪い行動パターン」と「正当化」の2種類があり、これらについて学んでいきましょう。

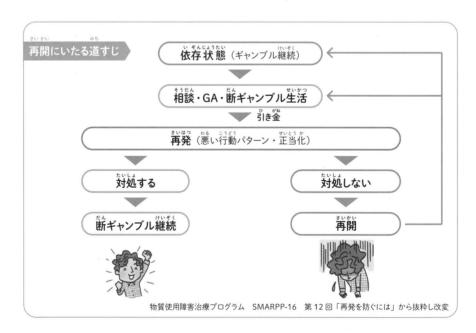

物質使用障害治療プログラム　SMARPP-16　第12回「再発を防ぐには」から抜粋し改変

009

①「再発のサイン」について整理する
②「再発のサイン」に早めに気づけるようにする

第3回のセッションでは、ギャンブルの欲求が湧き、ギャンブルのことを考え出している「再発のサイン」について整理し、当事者自身で早めに気づけるようになることを学びます。

当事者には受理面接以降、宿題として「カレンダー」（巻末のSAT-Gワークブック27・28ページ）に取り組んでいただいていますが、「再発のサイン」とは、カレンダーでは黄色シールの状態に相当します。第3回のセッションを実施する頃には、自身の黄色シールの状態について理解が深まってきている頃でしょう。カレンダーに黄色シールを貼ってきた3か月間を思い出してもらいながら取り組んでいくと、なお理解が深まります。

「 **1**　再開と再発」のポイントは2つあります。1つ目は、「ギャンブルを再開してしまう前に、すでに再発が始まっている」ということです。2つ目のポイントは、「再発のサインに早めに気づき対処することで、ギャンブルの再開を防ぐことができる」ということです。これらの点について、文章を読み合わせ、さらに図の確認をしながら当事者と共有してください。再発のサインには、「悪い行動パターン」と「正当化」があり、これについて第3回のセッションを通して学んでいくという見通しを当事者に伝えてください。

2 悪い行動パターン

　どんな人でも、ギャンブルにのめり込んでいる状況が続くと、一定の行動パターンが現れてきます。その行動パターンとは、ギャンブルを続けるための資金をなんとかして手に入れようとしたり、ギャンブルをしていることを隠すために嘘をついたり、約束をやぶる、不誠実になるといった行動です。これを「悪い行動パターン」と呼びます。

　これらは全て、ギャンブルにのめり込んでいる際に起きてくる行動の典型例ですが、これらの行動が「断ギャンブル中」にも現れてきた場合は、再発のサインといえます。こうしたサインに気づいたら、自分の生活状況をもう一度見直してみて、早めに第2回のセッションで学んだような工夫や対処をすることが肝心です。

課題 1

　次の中から、ギャンブルにのめり込んでいた当時のあなたに当てはまるものを選んで、チェック ☑ をつけましょう。書かれていること以外の「悪い行動パターン」があれば、それも書き出してみてください。

- ☐ 嘘をつく
- ☐ 約束をやぶる
- ☐ 家事や子育てを怠る
- ☐ 仕事を無断で休む
- ☐ 家族との会話が減る
- ☐ 友人との関わりが減る
- ☐ 他の趣味に興味をなくしている
- ☐ 健康や身だしなみに気を配らなくなる
- ☐ 治療や自助グループへの参加をやめる

- ☐ タバコやお酒の量が増える
- ☐ ギャンブル場の前を何度も通る
- ☐ インターネットでギャンブルの情報を調べる
- ☐ 新聞でギャンブルの情報欄を読む
- ☐ ギャンブル情報誌を読む
- ☐ ギャンブル関連のチラシを見る
- ☐ ギャンブルの動画を見る
- ☐ 金銭管理をきちんとしなくなる
- ☐ 他者のお金や物を盗む

その他

「2 悪い行動パターン」とは、ギャンブルにのめり込んでいたときによくやっていた行動パターンです。これがギャンブルを断っている現在でも起きている場合、それは「再発」しているというサインです。たとえば、競馬にはまっていた方が、競馬のレースについてインターネットで情報収集してから賭けていたとします。この方の場合、競馬はやめているが、サイトにアクセスしてレースの情報を調べている状況は再発しているということです。サイトにアクセスするという行動の裏側には、当事者も気づいていないギャンブルへの欲求が潜んでいると捉え、早めに思考停止法のような対処行動をとることが断ギャンブルを継続するためのポイントとなります。そのため、自分自身がギャンブルにのめり込んでいた時にしていた行動を整理しておくと、自分自身の再発のサインが見えてきます。

課題1 は、ギャンブルにのめり込んでいた当時にしていた行動について質問しています。この課題に取り組んだ後は、回答した項目のなかで、ここ最近1か月で経験した項目があるかどうかも確認してみてください。仮に経験したことがある場合は、カレンダーに黄色シールを貼れていたかも確認してみてください。黄色シールを貼れていたなら、再発のサインに上手く気づくことができているということを当事者にフィードバックしましょう。

〈**悪い行動パターンがサインとなった事例**（架空事例）〉
○行動パターン：プログラムへの参加をキャンセルする

　Bさんは、第3回のセッションまでSAT-Gを順調に続けてきましたが、第4回目のセッション当日「急な仕事が入った」とプログラムをキャンセルしました。以後も、プログラムの当日になると仕事や家庭の都合を理由に当日キャンセルすることが数回続きました。後に、プログラムを休んだ第4回のセッションの日を境にギャンブルを再開していたことが分かりました。

《アドバイス》
　「プログラムを当日キャンセルする」は、限りなく赤に近い黄色シールの状態で、顕著なサインです。キャンセルの電話を入れようとスマホを操作しているときに一呼吸おいて、思考停止法を実行してみましょう。

> 大切なことは、「ギャンブルを再開したかどうか」ではなく、自分が取り得る対処行動を実行する努力をしたかどうかです。

3 正当化（悪魔のささやき）

「正当化」とは、ギャンブルを再開するためのさまざまな言い訳のことをいいます。

ギャンブルに支配されている脳は、あなたがギャンブルを再開するために都合の良いさまざまな言い訳を考え、悪魔のささやきのようにあなたをギャンブル再開へ導こうとします。

「もう二度とギャンブルはしない」と決意していても、再開してしまった経験はありませんか？　また、そのときに以下のような正当化をした経験はありませんか？　これらも再発のサインといえます。こうしたサインに気づいたら、早めに第2回のセッションで学んだような工夫や対処をすることが肝心です。

課題2

以下の正当化の中で、経験したことがあるものにチェック ☑ をつけてください。

- -

正当化1 アクシデントや他の人のせいで…

☐ 上司から理不尽なことで叱られた。ムシャクシャした気持ちをはらすためには、ギャンブルが一番だ。

☐ 家族から口うるさく注意された。誰も信頼してくれないのなら、ギャンブルをやめても、やめなくても何も変わらない。

☐ 職場の友人がギャンブルの話をしていたから、ギャンブルがしたくなった。しかたない。

☐ 友人から誘われ、断り切れなかった。

- -

正当化2 破滅的な出来事のせいで…

☐ 配偶者（恋人）から別れを告げられた。すごくショックで、ギャンブルをせずにはいられない。

☐ 仕事をクビになった。もう、やけっぱちだ。

☐ 借金が多額でどうしようもない。返すためには、ギャンブルしかない。

- -

正当化3 今日は特別な日だから…

☐ 難しいプロジェクトを無事に終え、頑張った自分にご褒美だ。

☐ 今日は特別な記念日だから、お祝いに、今日一日だけ楽しもう。

- -

正当化4 依存症はもう治った

☐ しばらくギャンブルをやめていたから、もう適度にギャンブルができるのではないか。

☐ 適度にギャンブルをできるか、一度試してみよう。

☐ もうあのときのような過ちはおかさないから大丈夫だ。

続いて「3　正当化」について説明します。正当化とは、ギャンブルを再開するためのさまざまな言い訳のことをいいます。このギャンブル再開を正当化する考えは、当事者を悪魔のささやきのようにギャンブル再開へと導こうとします。

　この正当化について、これまでプログラムを受けた方々が経験した正当化を5つのカテゴリーに分けたものが 課題2 です。ここで挙げられている正当化で経験したことがあるものにチェックを付けていただきます。ほとんどの当事者がチェックを付ける項目が、 正当化2 の「借金が多額でどうしようもない。返すためには、ギャンブルしかない」です。当事者はギャンブルをやめたとしても、はまっていた当時につくった借金については毎月のように返済を続けています。返済を続けている最中、ストレスが溜まっていたり、疲れていると、ふと「この借金をギャンブルで返済できるかもしれない」と魔が差すことがあります。この他に、 正当化4 の「しばらくギャンブルをやめていたから、もう適度にギャンブルができるのではないか」、 正当化5 「一度だけなら良いだろう」も多くの方がチェックを付けます。当事者には、過去に経験したことがある正当化を思い出していただき、冷静になった今はこの正当化をどう思うか考えていただきましょう。この過去を振り返る作業が、今後同様な正当化をしているときに、「あれ、この考えは正当化だな」と気づけるきっかけとなります。

〈正当化の事例（架空事例）〉
○正当化＝競馬で勝てたら、一発で返済できる

　Cさんは、SAT-Gに第3回まで順調に参加し、断ギャンブルを継続していました。一方で、ギャンブルにハマっていた当時につくった多額の借金を返済するためにダブルワークをし、寝る間を惜しんで働いていました。そんなある日、冬のボーナスが支給され、さらに偶然次の週に競馬の重賞レースが開催されることをテレビCMで知りました。そのときふと「この借金は、ダブルワークで苦労しなくても、競馬で勝てたら、一発で返済できる」との考えが浮かび、その結果競馬を再開し、ボーナス全額を競馬に投じることとなりました。

《解説》

　SAT-Gを受講しても、借金がなくなるわけではありません。プログラムの受講と並行して、借金返済を行っている方は多くいらっしゃいます。しかし、借金問題の現実と向き合ったとき、ふと「ギャンブルで一発当たりを引けば、この借金返済を終わりにすることができる」といった正当化が起こることがあります。これは、当事者が過去にギャンブルで経済的窮地を脱した経験があることからくる正当化です。冷静に振り返ると、ギャンブルによって「経済的窮地に陥った経験」の方が「窮地を脱した経験」より圧倒的に多いのですが、数少ない成功体験がよりどころとなり、「ギャンブルで勝って借金を返す」との正当化が起きるのです。この正当化を「起こり得る自然な反応」として前もって承知していれば、実際に正当化が起きても慌てず思考停止法を試みることができるでしょう。

正当化5　その他のいろいろな理由のせいで…

☐ 一度だけなら良いだろう。

☐ これで最後だから。

☐ 財布の中の1万円だけで打ち止めにするから。

☐ 友人は酒やタバコをするのに、なぜ私は唯一の楽しみのギャンブルさえもしてはいけないのか。

その他

まとめの課題

❶ これから起きそうな「悪い行動パターン」や「正当化」はどのようなものがありますか?

❷ ❶の「悪い行動パターン」や「正当化」をどのような方法で安全に乗り越えますか?　P.6 ～ P.8 の工夫や対処を参考にしながら考えてみましょう。

最後は まとめの課題 です。 課題1 や 課題2 では、過去の経験を振り返りながら再発の
サインとして経験してきたことを整理してきましたが、 まとめの課題 では、これから起
きそうな再発のサインとそれが起きたときどう乗り越えるかを検討します。当事者は
これまで何度となく、再開のサインを経験し再開に至った経験があります。今後、再
発がまったく起きないということはあり得ません。「二度あることは、三度ある」の
です。再発のサインを理解し、今後起こり得ることへの備えを検討しておくことは、
再発のサインに早く気づき冷静に対処していくことへとつながります。なお、第3回
のセッションが終わる頃には、カレンダーのシールがほとんど青シールの方がいらっ
しゃいます。プログラム期間中は、「青シールが続く」ことより、「黄色シールに気づ
ける」ことが大切であるため、当事者には、再発のサインにより早期に気づける訓練
として、黄色シールを貼るハードルを下げ、わずかでもギャンブルのことが頭をよぎ
れば黄色シールを貼ることを提案してください。

〈集団プログラムに関しての Q&A ～その１～〉

Ｑ１：SAT-G の導入を検討していますが、集団プログラムと個別プログラムのど
　　ちらを行うか迷っています。

Ａ１：個別か集団かで迷っているときは個別プログラムから始めることをお勧めし
　　ます。個別プログラムでは、一人の当事者とじっくり時間をかけながらプログ
　　ラムを通じて対話することができ、当事者からの詳細な語りを聴くことができ
　　ます。そこでは、集団プログラムでは語られない、より具体的で個別的な話を
　　聴くことができるでしょう。この経験は、支援者にとってギャンブル障害を当
　　事者の立場から理解する上で貴重な財産になるはずです。また、SAT-G の進
　　め方も受講者である当事者の協力を得て、トレーニングをすることができるで
　　しょう。個別プログラムから始めながら、プログラムを利用する当事者が増えて
　　きて、グループをつくれそうであれば、グループに移行していくとよいでしょう。

Ｑ２：集団プログラムは平日開催でも参加は得られますか？

Ａ２：得られます。多くの当事者は日中お仕事をされていますが、月１回であれば
　　休みを合わせて参加されます。また、近年、「平日昼間の仕事」だけでなく、
　　「シフト制の仕事」や「サービス業で土日は仕事」という方も多くいらっしゃ
　　います。そのため、すべての方に合う日を設定することは不可能ですので、所
　　属で実施可能な日時で開催日を設定されるとよいと考えます。当事者がプログ
　　ラムにつながるためには、ホームページなどを使って支援の取り組みを積極的
　　に広報することや、地域の関係機関との連携が重要になってきます（32 ～ 33
　　ページ参照）。なお、地域によっては医療機関でも支援プログラムが開催されて
　　いたり、自助グループでも開催されています。当事者には SAT-G だけでなく、
　　地域にあるさまざまな社会資源をお伝えし、当事者が複数の選択肢から選べる
　　ことが大切になってきます。

「もうギャンブルはしないと決心した。私は意志が強い人間だから大丈夫」「今はあのときとは違って、強い意志をもっているから、借金をしてまでギャンブルをするようなことはない」これらのように、強い意志をもつことは大切なことですが、それだけでは安全とは言えません。

ギャンブルから離れていることに成功した人は、意志の力だけで成功したわけではありません。上手に工夫や対処をしているから成功したのです。上手な工夫と対処とは、これまで学んできた「引き金をさける」「ギャンブル再開の危ないサインに気づいたら早めに対処する」などといった行動のことをいいます。したがって、あなたのギャンブル問題を改善していこうとする強い意志は、「引き金をさける」「ギャンブル再開の危ないサインに気づいたら早めに対処する」などといった具体的な行動として表していくことが肝心です。

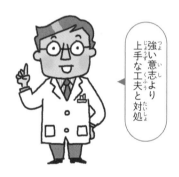

強い意志より
上手な工夫と対処

▌ 引き金 （復習）

引き金とは、ギャンブルへの渇望を引き起こす、きっかけとなるものをいいます。引き金は、人・場所・物・状況などといったあなたの周囲にある「外的な引き金」と、あなたの内側にある気持ちといった「内的な引き金」に分けることができます。

② 錨

錨とは、船が潮に流されないように海中に下ろす錘のことをいいますが、本プログラムでは、あなたがギャンブルの欲求に流されてしまわないように、クリーンな状況に留めてくれる働きをするものを「錨」と呼びます。

あなたは、「この人だけは絶対に悲しませたくない」「さすがに、ここにいるときはギャンブルをしない」「こんな状況ならギャンブルは絶対にしない」というようなことはありませんか？　これらが、あなたの錨といえます。この錨は、あなたの断ギャンブルを助けてくれる、灯台の光のような存在となります。

013

①「錨」の重要性について理解を深める
② ギャンブル再開への悪い流れを止めるチャンスはいくつもあることを理解する

　冒頭の解説では、「強い意志をもつことは大切なこと」と説明しています。依存症は意志の力ではどうにもコントロールできない問題です。ですが、当事者の語りのなかで「意志を強くもつ」という言葉はよく聞かれます。これはあながち間違いではないと私たちは考えています。ただ、意志のもち方の問題です。ギャンブルを「しない」という意志を強くもつことを長く続けることは困難です。それよりも、ギャンブルをしないために、「必要な工夫や対処をすること」を続ける強い意志をもつことです。このギャンブルをしないために必要な工夫や対処こそが、「引き金をさける」「再発のサインに気づいたら早めに対処する」といった行動です。76 ページでは、当事者が抱きがちな「強い意志をもつ」ことの方向付けを解説しています。

　76 ページの後段では、「錨」という新たな言葉が出てきます。錨とはギャンブルをしたいと思っても、ギャンブルをしないで踏みとどまらせてくれるお守りのようなもののことをいいます。引き金とは逆の効果をもつものです。たとえば「家族と一緒にいるときはギャンブルをしない」「職場にいるときだけは絶対にギャンブルに行かない」という方は、家族や職場が錨といえます。「病院や自助グループに通った日は、ギャンブルに行かない」であれば、病院や自助グループも錨といえます。

私の道しるべ

課題1

引き金表を作成しましょう。あなたの生活に関係する場所、人、物などについて、ギャンブルに関係している度合いに応じて書き出してみましょう。

再開の可能性
100% ←――――――――――――――――――→ 0%

	いつも・たいてい	あまりない	けっしてない
場所			
人			
物			
状況			
気持ち			

＼アドバイス／　危険 すぐに立ち去ろう　｜　危険性は低いが 要注意　｜　これら中心の 生活をしよう（錨）

続いて「私の道しるべ」です。 課題1 では、表を使って引き金になるものと、錨になるものを整理していきます。表は「場所」「人」「物」「状況」「気持ち」と5つの分野に分かれています。分野ごとに引き金になりそうなものは、「いつも・たいてい」に記載します。錨となるものは「けっしてない」に記載します。時として引き金にもなるし、錨にもなる場合は、「あまりない」に記載してください。たとえば、「家族が錨になる場合もあるし、引き金になる場合もある」と答える方もいます。そのような場合は「家族」を「あまりない」に記載します。 課題1 でよく記載されるのは以下の通りです。

	いつも・たいてい	あまりない	けっしてない
場所	ギャンブル場、銀行 コンビニ		自宅、職場、相談機関
人	ギャンブル仲間 お金を貸してくれる人		家族、友人、主治医、相談員
物	お金、キャッシュカード ギャンブル雑誌、チラシ スマホ		家族の写真、DVD 趣味の道具（ギターなど）
状況	お金をたくさん持っているとき 新台がでたとき ぞろ目の日（例 7/7） 休日で暇なとき		お金を家族が管理している 仕事が忙しいとき 家族と過ごしているとき プログラムを受けた日
気持ち	怒り、プレッシャー		充実感、満足感

　まずは、「場所」について、支援者から例を示しながら当事者に取り組んでいただき、当事者がイメージをつかめたところで、「人」以降の分野の記載に取り組んでいただくとスムーズに進行します。
　表が埋まったら当事者に、「『けっしてない』が中心の生活であればあるほど、ギャンブルから離れた生活を続けやすい一方、『いつも・たいてい』が身近にあればあるほどギャンブル再開のリスクが高まる」旨を解説し、時々自身の生活がどちらの側に寄っているかを確認してみることを勧めてください。その上で、表中の「けっしてない」に記載されている内容のうち、ここ最近1ヶ月で「生活の身近にあるもの」に印をつけていただきます。おそらく第4回のセッションまでプログラムを継続されている方は、たくさん印がついていると思われます。印がたくさんある場合は、上手く生活のなかで工夫をしながらギャンブルから離れた生活を送れていることをフィードバックしてください。

再開へいたる道すじ

課題2

「私の道しるべ」で記載した、引き金（再開の可能性が「いつも・たいてい」）を参考に、あなたのギャンブル再開にいたる道すじをえがいてみましょう。下記の「引き金4」から「引き金1」の順で、可能な範囲で記載してください。

引き金1

↓ 1

引き金2

↓ 2

引き金3　　　　　　　　　　　円以上のお金（を下ろす、借りる）

↓ 3

引き金4　　ギャンブル場の「　　　　　　　　　　　　　」（に行く）

↓ 4

ギャンブル再開

まとめの課題

あなたは、上記の矢印の1〜4のタイミングのどこで、ストップをかけることができますか？　また、どのような工夫や対処でストップをかけますか？

ストップ可能な矢印番号 =

_____

ストップするための工夫や対処 =

_____

続いて、「再開へいたる道すじ」です。ここでは、ギャンブル再開にはいくつかの引き金が重なっていることと併せて、ギャンブル再開の流れを断ち切るタイミングもいくつかあることを学びます。当事者はこれまで何度となくギャンブルをやめることを決意しては、ギャンブルを再開した経験があります。この再開した経験を振り返ってみると、実はギャンブル再開には、いくつかの引き金が重なっていることがわかります。具体的な例として「会社の喫煙所で、ぱちんこの新台の話題を耳にしたことで、新台のことが気になってスマートフォンでその台の情報を調べた。調べているうちに、ぱちんこに行きたい気持ちが増して、結果自宅に置いてあった1万円を財布に入れて、行きつけのぱちんこ店Aに行って、新台のぱちんこを打った」とします。この事例の引き金を大きく分けると、引き金1「ぱちんこの話題」、引き金2「スマートフォンで調べた新台の情報」、引き金3「自宅に置いてあった1万円」、引き金4「ぱちんこ店A」と引き金が重なっていることがわかります。このほかにもいくつか例を以下に示します。

【課題2の記載例】

	例1	例2	例3
引き金1	暇な時間	重賞レースのCMを見る	ボーナスが入った
引き金2	ギャンブル仲間の誘いの電話	レース情報をネットで調べる	競艇のSG開催日だった
引き金3	ATMで1万円引き出す	ネット口座に3万円入金	5万円を引き出した
引き金4	ぱちんこ店B	競馬サイトC	競艇場外発売所D

　まずは、支援者からギャンブル再開に至った事例を提示しながら、当事者に 課題2 の表のイメージをつかんでもらい、「引き金4」→「引き金3」→「引き金2」→「引き金1」の順で埋めていただきます。

　「引き金4」では、行きつけのギャンブル場（またはギャンブルのサイト）を記載します。その上で、そのギャンブル場に行くために概ねどの程度の軍資金を準備していたか確認し、その金額を「引き金3」に記載します。その金額を準備しようと考えたきっかけは何だったかを確認し「引き金2」に記載します。その「引き金2」を引くきっかけになった引き金がさらにあれば「引き金1」に記載します。

　課題2 の表が埋まったところで、記載された表の「引き金1」→「引き金2」→「引き金3」→「引き金4」→「ギャンブル再開」という流れには、いくつも流れを断ち切るタイミングがあることを確認します。流れを止めるタイミングは、各引き金の間にある矢印1～4です。 まとめの課題 では、矢印の1～4のどこのタイミングであれば、再発のサインに気がつき、ストップをかけることができるか、さらにはどんな工夫や対処でストップをかけるかを確認します。なお、この課題の「ストップするための工夫や対処」は、第2回のセッション（62～66ページ）の工夫や対処を参考にしてください。

第 **5** 回 回復への道のり

① ギャンブルの代わりに楽しめる活動

　ギャンブルを断ちたいと思っている方の中には、「ギャンブルが唯一の楽しみです」「ギャンブル以外で何をしていいかわからない」と言われる方も多いものです。多くの方にとって、ギャンブルを始めた頃は、ギャンブルは生活のほんの一部で、他にも楽しめる活動があったかもしれません。しかし、ギャンブルをしているうちに、ギャンブルをしている時間や、ギャンブルについて考えている時間が増え、それまで別の楽しみに使っていた時間が短くなり、ギャンブルが生活の大部分を占めるようになったのではないでしょうか。

　ギャンブルの楽しみ方を見直して、ギャンブル問題から回復するためには、ギャンブルをする時間を減らした際に、その空いた時間に楽しめる活動をあらかじめ考えておくことが有効です。その活動は、ギャンブルを始める前にあなたがすでにしていた活動でもいいですし、これまでしたことがないけれども、ひょっとしたら楽しめそうな活動でもかまいません。

　こういった、ギャンブルの代わりに楽しめる活動をあらかじめ考えておくことで、いったんやめていたギャンブルを再開してしまう可能性も低くなります。

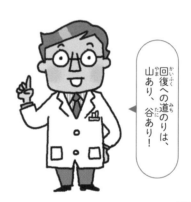

回復への道のりは、山あり、谷あり！

課題1

ステップ1 以下の、楽しめる活動の一覧①と②で、「これはできそうかも」「ちょっとやってみたいかな」と思うものにチェック ☑ をつけてください。
記載された項目以外で思いつくものがあれば、空欄に追記してください。

ステップ2 ステップ1の記載をもとに、③を埋めてみましょう。

---

	① ちょっとの工夫で 気軽にできるコース （ほとんど無料で、手間も少ないコース）	② 更なる工夫で ちょっと特別感コース （少しのお金、少しの手間をかけるコース）
飲食	☐ 甘いものを食べる ☐ 炊きたてのごはんにふりかけをかけて食べる ☐ コーヒー・紅茶・緑茶を飲む ☐ アイスクリームを食べる	☐ お気に入りのカフェに行く ☐ 自宅で鉄板焼き・たこ焼きをする ☐ ラーメンを食べる ☐ B級グルメの食べ歩き ☐ 焼き肉・寿司を食べに行く

016

① ギャンブルの代わりに楽しめる活動を検討する
② ギャンブルを再開してしまった際、そこから 回復に向かうための対処を検討する

　第5回のセッションでは、具体的に「ギャンブルに代わって楽しめる活動」と「ギャンブルを再開した際の対処」について学びます。

　ギャンブルから離れることで、それまでギャンブルに費やしてきた時間は「空いた時間」となります。この空いた時間の過ごし方をどうするかに困る当事者は多いです。「もともとギャンブル以外に趣味があったが、ギャンブルにはまったことで、次第にギャンブル以外への関心がなくなった」という方であれば、ギャンブルに代わる過ごし方を見つけやすいです。たとえば、「釣りが好きだった」「大学卒業までずっとサッカーをしてきた」「マラソンが好きだった」とういう方です。一方で、「もともと特段に趣味と呼べるものがなく、ギャンブルが唯一の趣味だった」方にとって、「ギャンブルをやめたらどう過ごしていいかわからない」といった状況が起きがちです。もちろん、ギャンブルにはまっていたことで、「父として」「夫として」または「母として」「妻として」今まで家庭で求められていた役割を果たしてこなかったものを担っていく時間にすることは大切です。ただ、それだけでは息切れしてしまうでしょう。「ギャンブルに代わって楽しめる活動」も取り入れることは、生活に彩りを与え、ギャンブルから離れた生活を送っていく上で重要なポイントとなります。

　 課題1 では空いた時間の過ごし方を考えるため、活動の例をカテゴリーに分け、表に落とし込んでいます。この表の特徴は、活動を取り入れる手間の度合いによって「①ちょっとの工夫で気軽にできるコース」と、「②更なる工夫でちょっと特別感コース」で、コースを2つに分けていることです。課題に取り組むにあたって、ステップ1として、表の2つのコースのなかで、「これはできそうかも」「ちょっとやってみたいかな」と思うものにチェックをつけます。また、記載された項目以外で思いつくものがあれば、空欄に追記します。課題に取り組む前に、当事者には、実行の有無にとらわれず、気軽にチェックをつけるよう促してください。

　ステップ2では、ステップ1でチェックをつけた2つのコースの活動のなかから、それぞれ自身にとって「No.1」の活動（とっておきの活動）を決めて、表の「③あなたのNo.1を書こう」に記載します。何もヒントのないなかで、ギャンブルに代わる楽しみを考えることは難しく、なかなか考えが浮かんでこないものですが、例示された選択肢のなかから選ぶ方式ですと、意外にできそうな活動が多いことに当事者も気がつきます。なお、③は「No.1」の活動としていますが、複数回答して構いません。楽しみな活動は多いに越したことはありません。

　 課題2 では、 課題1 で作成した表の③に記載した活動のなかで、これから1ヶ月以内に実行してみたいことを挙げてもらいます。アンコールセッションを行う場合は、次回のチェックインの際に実行した結果を確認してください。

体を動かす	□ ストレッチ・体操・ヨガ・瞑想 □ 筋トレ □ ウォーキング・散歩 □ ジョギング □ 自転車に乗る □ YouTube に合わせて踊ってみる	□ スポーツジムに行く □ マリンスポーツ・ウインタースポーツをする □ スケボー・キックボードをする □ 球技・格闘技・水泳・ビリヤードをする □ バッティングセンターに行く □ ボルダリングジムに行く
テレビ 映画 DVD	□ テレビスポーツ観戦 □ 録りためたドラマ・映画を見る □ お笑い番組や面白いテレビを見て笑う □ YouTube を見る	□ DVD・ブルーレイを借りに行く □ 月額制見放題サービスで、ドラマを1シーズン全部見る □ 映画を見に行く
音楽	□ 好きなアーティストの曲を聴く □ 落ち着くクラシック音楽を聴く □ 昔よく聴いた音楽を聴いてみる □ 車で音楽を流しながら、声に出して歌う	□ 好きなアーティストの CD を買う □ コンサートに行く □ オンラインコンサートに参加する □ 音楽ライブの DVD を借りて見る
動植物 自然に 親しむ	□ 自然に触れる □ 犬の散歩をする □ 犬や猫と過ごす □ スマートフォンで「空」を撮る □ 自然の中を一人で黙々と歩く □ 自然の風景を写真に撮る	□ 畑に行く　　□ ペットショップに行く □ 花づくり　　□ 草刈り □ 果実づくり　□ 野菜づくり □ キャンプに行く　□ 海を見に行く □ カブトムシやクワガタの飼育 □ 金魚やメダカの飼育 □ ツリークライミング
お出かけ 外 出	□ コンビニ □ 100円ショップ □ ホームセンター □ 書店 □ 近所をドライブ □ 道の駅 □ 図書館	□ 温泉・サウナ　□ サイクリングに出かける □ 漫画喫茶に行く　□ 演劇を見に行く □ 美術館に行く　□ お城巡り □ 神社巡り　□ 廃線・廃駅巡り □ 登山・ハイキング　□ 電車に乗ってみる □ 長距離ドライブ　□ 県内にプチ旅行
趣味	□ 料理 □ 習字　　□ 絵を描く □ 俳句をつくる　□ 大人の塗り絵をする □ 囲碁・将棋をする □ パズルをする　□ 数独 □ クロスワードパズルをする □ 釣り　　□ 読書	□ そば打ち・パン作り □ 大工作業・DIY □ カラオケ □ ミニ四駆・ラジコン・ドローンの操縦 □ プラレールや模型づくり □ 簡単な楽器（ウクレレなど）を始めてみる
心がけ	□ 物を捨てる　□ 掃除をする・片付けをする □ 整理整頓をする　□ 皿洗いをする □ 洗濯をする　□ 新聞を読む □ 洗車をする □ スマホ内のアプリを整理する □ 小さな親切（例：電車の席をゆずるなど）	□ やることメモをクリアさせる □ 仕事を頑張る □ 部屋の模様替えをする □ ボランティアに参加する □ 資格の勉強をする □ 語学を勉強する □ 部屋の模様替えをする

017

コミュニケーション	☐ 家族の笑顔を見る ☐ 親しい友人と話をする ☐ 出会った人にあいさつをする ☐ 子どもの習い事の送迎をする ☐ 子どもと遊ぶ ☐ お店の店員さんにお礼を言う	☐ お茶をしながら友達とおしゃべり ☐ 習い事や地域のサークルに参加する ☐ 家族とショッピングセンターに行く ☐ 友人と会食をする ☐ 気心の知れた人と飲みに出かける ☐ 自宅で飲み会を開催する
③ あなたの No.1を書こう	①ちょっとの工夫で気軽にできる 　コースでの No.1	②更なる工夫で 　ちょっと特別感コースでの No.1

　ギャンブルが中心だった生活の中で、ギャンブルではない新たな活動を取り入れることは大きなエネルギーが必要です。時には「ギャンブルのない日常」へ向かうことに対して、不安を感じることがあるかもしれません。その不安は正常な反応です。誰でも普段の日常に変化を起こそうとするときには不安を感じるものです。裏返せば、「不安」は変化が起こる前のシグナルなのです。もし、ギャンブルが中心だった生活に変化を加えようとすることに対し不安を感じたなら、迷わず前へ一歩を踏み出してください。その一歩がギャンブル問題から抜け出すきっかけになるのです。

課題 2

課題 1 の③の内、これから1ヶ月以内に、実行してみたいことをあげてください。

018

2 回復への道を歩むヒント

　私たちのギャンブル問題は一日で生じるものではなく、また、一日で解決するということもまずありません。これまであなたは回復に向けて、ギャンブルをやめよう、減らそうと何度も決意し、努力を繰り返してきたのではないでしょうか。しかし、ギャンブルの行為をコントロールすることはとても難しく、回復に向けてはさまざまな困難が待ち受けています。

課題 3

　これまでに、ギャンブルをやめよう（減らそう）と決意（または約束）し、その結果、上手くいかなかった経験はありましたか？　あれば、具体的に教えてください。

上手くいかなかった経験　　　　　　　あった　・　なかった

具体的な例

　ここで回復への道のりについて考えるヒントとなる、ある物語を紹介します。ギャンブルをやめようとプログラムに取り組んできた主人公の島根太郎さんは、とあるきっかけでギャンブルを再開してしまい、断ギャンブルへの努力を諦めそうになりますが、しかし…。

「回復への分岐点」（架空事例）

　島根太郎さんは、大学 2 年生の夏に友人の誘いでパチンコを始めました。当初は趣味の範囲で楽しんでいましたが、社会人になった頃から負けを深追いし借金をするようになりました。徐々にギャンブルの種目はパチンコから競馬へと移行し、以前は楽しめていたギャンブルは「借金返済の手段」へと変わっていきました。27 歳の頃には借金が 200 万円に膨らみ、自宅に督促状が届いたことで借金の存在が家族に発覚しました。「ギャンブルを二度としない」と約束し、両親に借金を肩代わりしてもらいました。
　その後、結婚し子どもも生まれ、しばらく競馬をやめていましたが、33 歳の頃にふと競馬のテレビ中継を見たことがきっかけで競馬を再開し、35 歳の頃には借金が 400 万円にまで達し、再び家族に発覚しました。心配した家族の強い勧めで専門機関への相談につながり、そこで SAT-G という支援プログラムを勧められました。受講することに不安はありましたが、ギャンブルにたよらない生き方を取り戻したいとの思いから、断ギャンブルを目標にプログラムを受けることを決意しました。
　プログラムを開始してから 3ヶ月間、順調に断ギャンブルを継続し、少しずつギャンブルのない生活に慣れてきた頃、職場の喫煙所で同僚から「競馬で大勝ちした話」を聞いたことがきっかけで競馬を再開し、その日のうちに小遣いの全てを競馬に使い込んでしまいました。
　島根さんは、「せっかく3ヶ月も努力してきたことが水の泡になってしまった」と考え、回復に向けた努力を諦めそうになりました。しかし、プログラムのテキストを読み返したところ、自分が何故ここまで頑張ってきたかを思いだし、その結果「ギャンブル再開は一時的な停滞にすぎない。今回の失敗を次に活かせばこれまで以上にたくましくなれる。」との考えに至りました。その後プログラムを続けた島根さんは競馬を再び断ち、現在は3年間競馬を断ち続けています。

019

続いて第5回のセッションの後半です。後半では、「ギャンブルを再開した際の対処」について学びます。

　ギャンブル障害に、ギャンブルの再開はつきものです。「もうギャンブルはしないと決めたから、再開することはない」「ギャンブルを再開することを考えたくない」「ギャンブルを再開することを前提としたことを考えるのはおかしい」とおっしゃる方もいます。その気持ちは十分理解できます。ギャンブルを断ち続けられることに越したことはありません。しかし、万が一ギャンブルを再開したらどうしますか？　それに備えておくと、再開したときに冷静に対処できます。そもそも「ギャンブルの再開」は、ギャンブル障害の症状です。症状がでることは、ある意味仕方がないことです。そうであれば、「ギャンブルをしない」ことよりも、「ギャンブルをしたとき、どうやって被害を最小限にとどめ、リカバリーしようと行動に移すか」が大切なことです。この考え方は、防災訓練と同じです。防災訓練も、災害がないに越したことはないのですが、災害が起こる可能性は0にはなりませんので、いざ災害が起きた際に、被害を最小限におさえるために訓練を行うのです。

　そこで、 課題3 では、これまでギャンブルをやめよう（減らそう）と決意し、上手くいかなかった経験を確認します。ほとんどの方は、経験があると答えます。経験がある方は、具体的にどんな経験をしたか記載してもらいます。

　続いて、ギャンブルを再開した際、それをどう乗り越えるかのヒントを伝えるための事例として、架空事例「回復への分岐点」を紹介します。この事例では、当事者は断ギャンブルを目標に、SAT-Gを受講しながらギャンブル障害からの回復に向けた努力を続けてきたが、ギャンブルを再開してしまい、回復に向けての努力を諦めそうになります。しかし、ギャンブル再開は「一時的な停滞にすぎない」と考え、その後もプログラムを続け、再び断ギャンブルをするようになります。ここでお伝えしたいリカバリーへのヒントは、「ギャンブルの再開をどう捉えるか」です。人は、捉え方一つで、その先の行動は大きく変わってきます。事例のようにギャンブル再開を「一時的な停滞にすぎない」と捉えられたなら、「プログラムを継続する」あるいは「信頼できる誰かに相談する」という行動に移せるでしょう。一方で、「これまでの努力がすべて水の泡だ」と捉えれば、その先は投げやりになり、ずるずると依存的なギャンブルへと陥っていくでしょう。このように、ギャンブル再開の捉え方によって行動は大きく変わってくるため、事前にギャンブル再開をどのように捉えると前向きな行動に移せるかを当事者に考えてもらう機会を設けています。

島根さんは、ギャンブルをやめるという目標を諦めそうになりましたが、テキストを読み返し、自らを励まして、最終的には目標を達成しました。ギャンブル問題における回復への道のりは、島根さんの気付きが大きなヒントになります。ギャンブルの再開は、たとえあなたの歩みを一時的に遅らせることはあっても、決してあなたの回復への歩みをはばむものではないのです。目標に向かう道のりを諦めず歩み続けてさえいれば、いつか必ず目標に到達できるのです。もしあなたが、ギャンブルの再開を、ちょうど島根さんがテキストを読み返し、考え直したように、単なる「一時的な停滞にすぎない」と感じたならば、もう一度回復に向けて歩き始めてみませんか？　その一歩一歩は必ずや、回復へとつながっていくはずです。

3　将来、ギャンブルを再開してしまったら？

上記 2 では、ギャンブルを再開したとしても諦めず回復に向かって前へ進むことが大切であることを学びました。仮に将来ギャンブルを再開してしまった場合、あなたはどんな対処を取りますか？「現段階でギャンブル再開のことを想定することはおかしい」と思われるかもしれません。ですが、例えば防災訓練が「万が一の災害」に備えて、適切な行動がとれるよう準備することであるように、ギャンブルを再開した場合の対策を考えておくことは、ギャンブル再開による被害を最小限に食い止めるための備えとなるのです。

まとめの課題

今後あなたがギャンブル問題からの回復の途中でつまずき、ギャンブルを再開してしまったとき、あなたがすぐにできる対処にはどんなことがありますか？できそうなことにチェック ☑ をつけてください。書かれていること以外にあれば書き出してみてください。

□ **これまで相談したことがある相談機関にもう一度相談してみる**
　　［相談機関：　　　　　　　　　　　　　　　　　　　　　　　　　］
□ **信頼できる人に相談する**
　　［相談する人：　　　　　　　　　　　　　　　　　　　　　　　　］
□ **プログラムに参加してみる**
　　［プログラム名：　　　　　　　　　　　　　　　　　　　　　　　］
□ **自助グループ（※）に参加してみる**
　　［自助グループ名：　　　　　　　　　　　　　　　　　　　　　　］

その他

※ 自助グループとは、同じ病気や問題で悩んだ経験がある人たちが集い、お互いに助け合いながら回復を目指す、自発的なつながりで結びついたグループです。依存の問題からの回復にとても有効です。自助グループの開催情報はスタッフにご確認ください。

020

続いて まとめの課題 では、再開した時すぐにできる対処は何かについて確認します。ここで、「自助グループ」も選択肢に入れていますので、支援者は事前に近隣の自助グループの開催状況について情報収集をしておきましょう。受理面接や第1回のセッションの時は、自助グループへの参加を受け入れることができなかった方でも、第5回のセッションまで進むと、自助グループについて関心を示されることは多々あります。なお、アンコールセッションにおいても、あらためて自助グループを紹介するコーナーを設けています。

第5回のセッション修了時に、当事者がさらに追加でプログラムの実施を希望された場合や支援者がセッションの追加を希望する場合は、アンコールセッションへと進んでください。

〈集団プログラムに関してのQ&A 〜その2〜〉

Q3：集団プログラムの参加者は、何人くらいが適当ですか？

A3：これまでのグループ運営の経験では、集団プログラムの参加者は7〜8人が適当な人数だと考えます。8人を超えると、当事者一人ずつの発言できる機会が減り不消化な気持ちを参加者も抱きやすいことや、人数が多いことで緊張感が生まれやすくなります。7〜8人だと、自分もしっかり話すことができ、さらに他者の話もじっくり聴くことができます。

Q4：オープングループ※とクローズドグループ※のどちらで行うとよいですか？
※オープングループ＝セッション途中でも新たなメンバーの参加を認めるグループ。
　クローズドグループ＝固定メンバーで開始し、そのクールのセッション途中で新たなメンバーの参加を認めないグループ。

A4：オープングループで行うことをお勧めします。

クローズドグループで行った場合、セッション途中に受講を希望された当事者には最大半年近く待機していただくことになります。この場合ほとんどの当事者は、支援から脱落します。オープングループでは、いつからでもプログラムに参加できますので、プログラムへの参加希望を受けてから実際に参加いただくまでのタイムラグが短くてすみます。また、オープングループでは初めての参加者もいれば、ベテランの参加者もいます。初参加者からすると、先ゆく仲間と出会え、回復イメージをもつことができます。また、先ゆく仲間の体験談は、初参加者の心を揺さぶり、否認を和らげてくれます。逆にベテラン参加者は、初めての参加者の話を聴き、自身が初めて参加した時の状況を振り返るよい機会にもなります。相互にメリットが大きいと考えます。

回復のために ～正直さと仲間～

アンコールセッション

1 真実を伝えること

ギャンブルをしたことを隠すため、自分を心配してくれる誰かに嘘をついたことはありませんか？ ギャンブルにのめり込んでいると、どうしても嘘をつくことが多くなってしまいます。

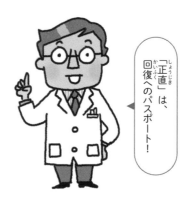

「正直」は、回復へのパスポート！

課題1

❶ あなたは、ギャンブルをしたこと（あるいはギャンブルをこれからすること）を隠すため、嘘をついたことがありますか？

嘘をついたことが　　　　　　　　　　　ある ・ ない

- -

❷ 「ある」の場合は以下で経験したことがあるものにチェック ☑ をつけてください。書かれていること以外にあれば書き出してみてください。

☐ ギャンブルに行くための嘘

☐ ギャンブルに行ったことを隠すための嘘

☐ ギャンブルをするための資金を得るための嘘

☐ ギャンブルにともなう借金を返すための嘘

☐ ギャンブルが原因で、使ってはいけないお金に手を出したことを隠すための嘘

☐ ギャンブルが原因で、約束を守れなかったことを隠すための嘘

その他

- -

　断ギャンブルを続けるためには、自分自身に素直で、同時に他の人に正直であるということがとても重要です。

　たとえば、あなたが、「しばらくやめていたギャンブルを昨日再開した」ことを誰かに話そうか話すまいか、悩んでいる場面を考えてみましょう。あなたは、「そんな

021

アンコールセッションの狙い

① 回復に向かうための重要な要素である「正直さ」について学ぶ
② 正直に話せる「仲間」の大切さを学び、その仲間が集う場である「自助グループ」について理解を深める

アンコールセッションでは、自助グループのことも学ぶコーナーを設け、地域の自助グループで活動しているメンバーの協力が得られるなら、参加いただくと自助グループへの理解が深まりより充実した内容になるでしょう。

アンコールセッション「Ⅰ　真実を伝えること」では、「正直さ」について学びます。ギャンブル障害の代表的な症状の一つが「嘘」です。ほとんどの当事者はギャンブルが関連した「嘘」をついた経験があります。まずは、 課題1 で当事者に嘘をついた経験を確認します。 課題1 の❶で、嘘をついた経験があると答えた方には、❷でどんな種類の嘘をついたかについて該当する項目にチェックをつけていただき、その回答をもとに、当事者の嘘の経験について具体的に確認してください。

嘘の経験を確認した後の文章では、回復に向かうためには、自身のギャンブル問題を信頼できる人に「正直に話す」ことが大切であることが解説されています。

ことを言ったら、怒られるのではないか」「失望させてしまうのではないか」などと心配になるかもしれません。しかし、回復のためには、あなたのギャンブル問題を共に取り組んでくれる信頼できる人に、ギャンブルをしたことや、したくなった気持ちを正直に話せるようになることが何よりも大切です。

　やめようと試みはじめたからといって、すぐにきっぱりやめられるとは限りません。したい気持ちは時には出てきますし、頑張っているにもかかわらずギャンブルを再開してしまうこともあるかもしれません。しかし、失敗はチャンスです。勇気がいることですが、信頼できる人に正直に話をすることは回復へのパスポートです。

2 新しい仲間をつくる

　ギャンブルに関して正直に話せることは大切ですが、誰にでも正直に話すことは難しいでしょう。たとえ家族や友人であっても「ギャンブルをする人の気が知れない」という人には、なかなかあなたの「ギャンブルをやめようとしている気持ち」や「ときどきギャンブルをやりたくなる気持ち」を分かってもらうことは難しいかもしれません。ですから、「もともとギャンブルをしていたけれど、今は改善に向けて努力している」という仲間をつくることが大切です。GA のような自助グループには、そのような仲間がたくさんいます。

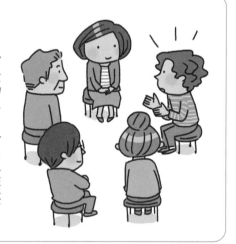

自助グループとは

　自助グループとは、同じ病気や問題で悩んだ経験がある人たちが集い、お互いに助け合いながら回復を目指す、自発的なつながりで結びついたグループです。依存の問題からの回復にとても有効です。ギャンブル問題については、本人のグループとしてギャンブラーズ・アノニマス（GA）などがあります。また家族のグループとしては、ギャマノンや全国ギャンブル依存症 家族の会などがあります。いずれも全国各地で活動しています。

課題 2

身近にはどのような自助グループがあるか確認してみましょう。

〜お近くの自助グループ〜

グループ名	曜日	時間	場所

続いて、「2 新しい仲間を作る」は、「仲間」の大切さについての学びです。ギャンブルの問題について正直に話すことは大切ですが、誰にでも正直に話すことは難しいものです。正直に話すためには、自分自身のギャンブル問題を理解してくれる仲間が必要です。その仲間が集う場として自助グループを紹介しています。ここで、自助グループのメンバーの協力が得られれば、自助グループについて解説を加えていただくとなお理解が深まります。

〈集団プログラムに関しての Q&A 〜その3〜〉

Q5：プログラムを休んだ当事者への対応はどうしていますか？

A5：プログラムを1回目のお休みされたときは、休まれた当日または翌日中に電話で近況確認と誘いかけを行っています。ただし、誘いかけた次のプログラムも再びお休みされた場合は、次の誘いかけの電話はしないようにしています。何度も誘いかけられ、それに応えられない経験は、当事者にとって本当に困ったときに「気が引けて相談しづらくなる」と考えるからです。2回連続で休まれることには当事者なりの理由があると捉えています。しかし、いつかは「またプログラムに参加してみよう」というタイミングがくることを信じて、無理強いはしないようにしています。

Q6：集団プログラムで脱落防止のために工夫していることはありますか？

A6：第2章第2節「SAT-G開始前に押さえておきたいこと」の対応に加え、以下のような工夫を行い、当事者が自身の参加状況を把握し、当面のゴール（1クール修了）を意識できるようにしたり、当事者の参加継続をグループのなかでねぎらうようにしています。

（対応の工夫の例）

・第3章第2節付録5「予定表」を使って、現在の参加状況を視覚的に分かるようにする。

・1クール修了者には修了したことをねぎらうため、表彰状をお渡しする。

・10回目、20回目、30回目などの節目に、継続参加をねぎらう表彰状をお渡しする。

Q7：同じグループで「断ギャンブル」と「コントロールギャンブル」の別々の目標をもつ者が混在するグループで問題は生じませんか？

A7：今まで目標の違いにより問題が起きたことはありません。私たちは、集団プログラム開始冒頭に毎回必ず「このプログラムには、ギャンブルの楽しみ方で困った経験があり、自身のギャンブルを改めたいという願う方が参加しています。目標はそれぞれですが、『改めたい』という点で同じ方向を目指す方々が集っています」ということをはっきり伝えています。つまり、「断ギャンブル」も「コントロールギャンブル」も「改善したい」という点では同じ方向を向いているということです。グループでは、運営者側のスタンスをメンバーに明確に伝えておくことが重要です。

あなたには、正直にギャンブルの問題を打ち明けられそうな人（ギャンブル問題に共に取り組める家族、友人、支援者など）あるいは場所（自助グループやこのプログラムなど）がありますか？　ない人は、どうしたら見つけられそうですか？

打ち明けられそうな人や場所

どうしたら見つけられるか

　世界中で一か所でもいいので、「ここでは正直に話せる」という場所をつくりましょう。秘密を守ってくれて、責めたり、非難したりしないで、あなたのことを心配してくれる場所です。ギャンブル問題の専門相談窓口や自助グループはそんな場所の一つです。そして、安心して話せる仲間や支援者と共に努力を積み重ねることで、必ず回復していけることを忘れないでください。

まとめの課題　では、ギャンブルの問題を正直に打ち明けられる人や場所を確認します。世界に一か所でもいいので正直に話せる場をつくっていただきたいと考え、最後にこの課題を設けました。もし「今は正直に打ち明けられる場所がない」という場合は、打ち明けられる場所が見つかるまでは、SAT-G を一緒に取り組んできた実施機関を書くことを提案してください。テキストの最後は、ギャンブル障害は「必ず回復していける」というメッセージで締めくくっています。

　　この SAT-G を続けることは、当事者にとって相当な負担を要したことと思います。最後まで諦めずにこのプログラムをやり抜いたことを是非ねぎらってあげてください。

豆知識
引き金のビッグ3

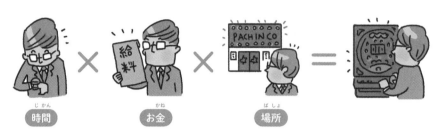

時間　　　　　お金　　　　　場所

　「引き金のビッグ3」とは、ギャンブル行動が成立するために欠かせない引き金である「時間」「お金」「場所」の3つのことを指します。逆に言えば3つの引き金のうち、どれか一つでも欠けるとギャンブルをすることはできません。数学のかけ算で例えるなら「10×20×0＝0」のように、かける数字の中に一つでも「0」があれば、他に何をかけても答えは必ず「0」となるように、「時間」「お金」「場所」の内どれか一つでも「0」であれば、ギャンブルは「0」になるのです。

引き金のビッグ3

時間 ＝ ギャンブルをするための時間

ワンポイント　近年は、スマートフォンで短時間でもギャンブルができます。仕事の合間でもギャンブルをすることができるため、スマートフォンを使用したギャンブルは時間への対処が困難です。この場合は、仕事の合間の「時間」にスワイショウ（P.25）を取り入れたり、スマートフォンそのものへの対処（ガラケーに変えるなど）も工夫の一つです。

お金 ＝ ギャンブルに投じるために必要なお金やお金へのアクセス

ワンポイント　近年は、ネット口座を介してギャンブルをすることもできます。この場合は、ネット口座そのものを解約するなどの工夫も有効です。

場所 ＝ ギャンブル場やネット投票ができるサイト

ワンポイント　近年は、スマートフォンを介してギャンブルができる時代です。ネット投票サイトという場所が引き金になる場合は、そのサイトへ入らないまたは利用規制をかけることなどの工夫が有効です。スマートフォンそのものへの対処も工夫の一つです。

引き金を避ける工夫のポイント

　引き金ビッグ3の全てを避けることは大変なエネルギーと時間を要します。そのため、まずは取り組みやすい引き金を一つに絞り、その引き金への対処に注力することから始めることをお勧めします。

ここでは、ギャンブル行為が成立するために欠かせない絶対条件を「引き金ビッグ3」として紹介しています。

　第2回セッションの 課題3 （62ページ）に取り組む前に、内容を確認することで、引き金を避けるための工夫を考えるヒントになりますのでご活用ください。

　SAT-Gでは、第2回のセッションの 課題4 （64～66ページ）の「ギャンブルについての考えを断ち切る対処（思考停止法）」として、スワイショウや数息観を紹介しています。スワイショウや数息観は多少のスペースがあれば手間をかけずに行えますので、第2回のセッションで紹介する際に、巻末テキストを参照しながら、当事者と共に実践してみましょう。

　毎回チェックインで緊張をほぐす目的でスワイショウを行い、チェックアウトではザワザワした気持ちを静めるため、スワイショウで体を軽く動かした後に、数息観を行うとよいでしょう。

　毎回のセッションでは、「本日の課題」のなかで、これまでのギャンブルを振り返っていただく課題が含まれています。そのため、ギャンブルへの引き金を引いてしまい、ザワザワした気持ちになる場合があります。そのためにも、チェックアウトにおけるスワイショウと数息観は大切であると私たちは考えています。

ギャンブルについての考えを断ち切る対処①

スワイショウ

　スワイショウは両腕を脱力させて振り、筋肉や関節をほぐす運動の総称で、気功や太極拳の準備運動として行われます。もともとの由来は中国武術の訓練法の一つですが、腕の力を抜いて振るだけの、誰にでもできる運動です。

　ギャンブルについての考えを断ち切る対処としても活用できます。5分〜15分程度続けることがポイントです。以下の2つのスワイショウを紹介しますので、自分に合った方を試してみてください。

方法：前後に振るスワイショウ

① 足を肩幅に開きます。両足はハの字や逆ハの字にならないように平行にします。
② 腕や肩の力を抜き、腕を前後に振ります。
　（前に3、後ろ7くらいの力で、後ろをやや大きく振るとよいでしょう）

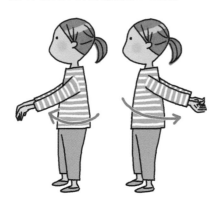

方法：ねじりのスワイショウ

① 腕の力を抜いたまま腰をひねって胴体を軸回転させます。
② 体にまとわりつくように腕を振ります。

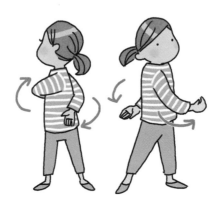

025

・複数人で行う際は、目を開けて行うと他の人のペースにつられてしまい、自分が本当に気持ちのよいスピードで行えないことがあります。その場合は、軽く閉眼して行うとよいでしょう。

・自分が本当に気持ちのよい手の振り方のスピードを探しながら振り続けると、あきずに続けられます。

・頭に血が上った「気逆」といわれる状態から手を振り続けることで気を下ろしていき、足の裏や手の指先から気を放電させていくイメージを持っていってもよいでしょう。

・腰に当たる手の感触を楽しみながら振り続けると、あきずに続けられます。

・子どものおもちゃのデンデン太鼓のように、体幹をねじると勝手に腕がついてくるイメージで行うと、腕の力が抜けて、肩こりにもよいようです。

ギャンブルについての考えを断ち切る対処②

数息観

　「数息観」とは、静かに自分の息を数えながら呼吸を観察することです。インドにおいて昔から行われた修行の方法が仏教と共に中国に伝わり、さらに日本に伝わって来たといわれています。

　ギャンブルについての考えを断ち切る対処としても活用できます。5分程度続けることがポイントです。ぜひ試してみてください。

方法

- 椅子に浅く腰掛け、軽く姿勢を正します。
- 口からゆっくり息を吐ききることを、3回繰り返します。吸う息は自然にまかせます。
- もう一度軽く姿勢を正します。
- ここからは鼻呼吸に移ります。鼻から息が出ていき、鼻から息が入ってくる自分を観察していきます。鼻から息が出ていき、入ってくるのをひとまとまりとして、「いーちー」「にーいー」というように心の中で数えていきます。

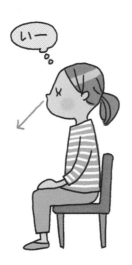
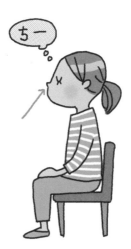

- 鼻から息が出ていき、入ってくるのを 10 まで数えたら、1 に戻って再び 10 まで数えます。これを 5 分程度繰り返します。
- 呼吸を数えているときにギャンブルなど他のことが頭に浮かんだり、外の物音などに注意が向いたら、そんな自分を「ダメだ」などと否定せず、自分にやさしく「オッケー」と心のなかで声をかけ、そっと1にもどりましょう。
- 終えるときは、ストレッチなどで、区切りをつけるとよいでしょう。

カレンダーの使い方

（1）使い方

①毎日夜寝る前に、一日を振り返って、下記の状況に一番近いシールを貼ってください。

■ 青… ギャンブルをしたいと思うことのない安全な一日だった。
■ 黄… ギャンブルをしたいと思った（または、ギャンブルのことが頭をよぎった）が、我慢した。
■ 赤… ギャンブルをした。

②黄色や赤シールのときは、そのきっかけとなった出来事も、分かる範囲で簡単に書いてください。

例）「上司から叱られた」「夫婦喧嘩をした」「お祝いごとがあった」など

③赤シールのときは、ギャンブルの種目、費やした時間、当初の予定金額、勝ち負けの差額を記載してください。

（2）シールを貼るポイント

・黄色や赤シールを貼ることは決して悪いことではありません。そこからたくさんの発見があるかもしれません。

・大切なのは、自分に正直にシールを貼ることです。

カレンダー

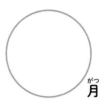

月

( )	( )	( )	( )	( )	( )	( )
1	2	3	4	5	6	7
8	9	10	11	12	13	14
15	16	17	18	19	20	21
22	23	24	25	26	27	28
29	30	31				

予定表

memo

プログラムの予定

セッション	予定日	実施後のサイン （スタッフ記入）
第1回	月　　日（　　）　　　：	
第2回	月　　日（　　）　　　：	
第3回	月　　日（　　）　　　：	
第4回	月　　日（　　）　　　：	
第5回	月　　日（　　）　　　：	
アンコール	月　　日（　　）　　　：	

029

「プログラムの予定」は、プログラムのスケジュール管理で活用してください。各セッション受講後は実施者が実施を証明するサインをし、加えて当事者に次回の実施日時を記入していただいてください。

　この表を活用することでプログラムの進捗状況を把握でき、プログラムの見通しがつくため、当事者がプログラム受講のモチベーションを保ちやすくなります。

第 4 章

ロールプレイの
実際

ロールプレイ

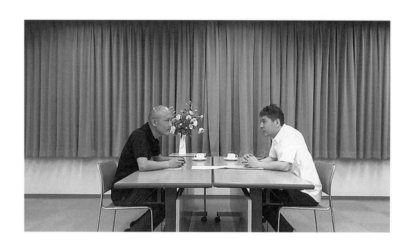

　本章では、プログラムを実施する際のイメージをつかんでいただくため、SAT-G のロールプレイ動画をご覧いただきます。映像の視聴方法と、『ロールプレイ用資料』のダウンロードの方法は、108 〜 109 ページでご案内しています。

　実際の SAT-G 実施者向けの研修会では、オンライン・オフラインに関わらず、研修受講者にはロールプレイ動画視聴後に二人のペアで、役割を「当事者役」と「支援者役」に振り分け、ロールプレイを体験していただいています。本書をご覧のみなさんも、動画を視聴後にスタッフ同士でロールプレイを行い、SAT-G を体験していただくとトレーニングになりますので、ぜひ挑戦してみてください。

おさらい

　ロールプレイは、本番のセッションと同じく「❶チェックイン」→「❷本日の課題」→「❸チェックアウト」の順番で進めます。ロールプレイをするにあたり、以下の点をおさらいしましょう。

1　会場の雰囲気づくり

　会場は花を飾ったり、コーヒーを準備したりして、当事者にリラックスしていただきやすい空間づくりを意識します。

2　チェックイン　（→付録I-❶SAT-G（チェックイン）（4:17））

　ロールプレイ動画では、図表3-5、47 ページのカレンダーをもとにチェックインを行っています。視聴のポイントは、①黄色や赤シールから青シールにリカバリーしたところにフォーカスをあて、どのような対処で乗り越えたかを確認するところと、②正直に黄色や赤のシールを貼れているところを当事者へフィードバックするところ

です。

3　本日の課題　（➡付録Ⅰ-❷ SAT-G（本日の課題）（17:41））

　視聴いただく動画は、第2回セッション「引き金から再開にいたる道すじと対処」についてのロールプレイです。『ロールプレイ用資料』を参照しながらご覧ください。

　本日の課題では、テキストの文章を当事者と読み合わせし、課題への取り組みを行いながら進めていきます。

　課題への取り組みでは、当事者の回答を確認し、回答の意図について確認しながら進めていきます。

4　チェックアウト　（➡付録Ⅰ-❸ SAT-G（チェックアウト）（2:44））

　セッションが終わったら、各回振り返りシートを使用してチェックアウトを行います（図表3-6、50ページ）。

　シートの1）目標達成の自信や、2）プログラムの理解度について、当事者がつけた点数をもとに、当事者の考えを丁寧に確認していきます。

付録　動画視聴、資料・ワークブック ダウンロードのご案内

『ギャンブル障害回復トレーニングプログラム（SAT-G）活用ガイドブック』では、①ロールプレイ動画の視聴、②①の際に参照いただく資料のダウンロード、③SAT-Gワークブックのダウンロードが可能です。②③は、ダウンロード後、お使いのコンピュータにファイルを保存し、ご活用ください。

《収録内容》

付録Ⅰ　❶SAT-G（チェックイン）（4:17）（WMV）
　　　　❷SAT-G（本日の課題）（17:41）（WMV）
　　　　❸SAT-G（チェックアウト）（2:44）（WMV）
付録Ⅱ　ロールプレイ用資料（PDF）
付録Ⅲ　SAT-Gワークブック（PDF）

※ダウンロード時の通信料はお客様のご負担となります。
※本書の改訂や絶版、弊社システムの都合上などにより、予告なくサービスを終了させていただく場合があります。予めご了承ください。

動画の視聴・PDFファイルのダウンロード方法

パソコンはWindows 10、ブラウザはInternet Explorer 11.0 を例に説明します。

 パソコンのブラウザのアドレスバーに次のURLを入力してください。

https://www.chuohoki.co.jp/movie/8447/

※中央法規コーポレートサイトからはアクセスできません。上記URLを直接入力してください。

2 ユーザー名とパスワードを入力し、サインインしてください。

このサイトにアクセスするにはサインインしてください
https://www.chuohoki.co.jp では認証が必要となります

ユーザー名 ▢
パスワード ▢

サインイン　キャンセル

ユーザー名 SAT-G

パスワード t2EwpzVc

3 以下の画面になります。

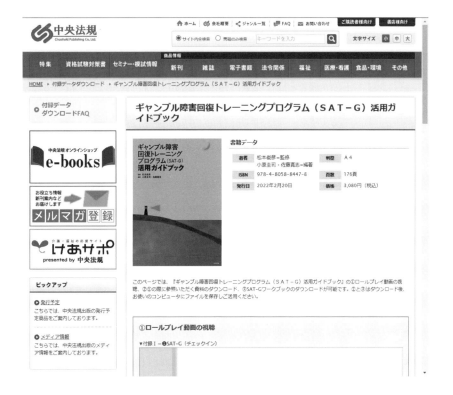

動作環境

● 閲覧機器
　パソコン、タブレットにてファイルをご覧いただけます。スマートフォンでの閲覧は保障いたしません。
● 推奨 OS，ブラウザのバージョン
　Windows 8.1 - Internet Explorer 11.0
　Windows 10 - Internet Explorer 11.0，Microsoft Edge
　MAC – Safari，Google Chrome，Firefox（OS も含めて最新版のみ）
● 接続環境
　上記の環境を有する場合でも、お客さまの接続環境等によっては一部の機能が動作しない場合や画面が正常に
　表示されない場合があります。また、ダウンロード時の通信料はお客様のご負担となります。
[商標]
　・Windows Ⓡの正式名称は Microsoft Ⓡ Windows Ⓡ operating System です。
　・Windows 8.1、Windows 10、Internet Explorer 11.0、Microsoft Edge は米国 Microsoft Corporation
　　の米国およびその他の国における登録商標および商標です。
　・Mac OS、Safari は Apple Computer Inc. の米国およびその他の国における登録商標または商標です。
　・Chrome は Google Inc. の商標または登録商標です。
　・Firefox は Mozilla Foundation の商標です。

第 5 章

SAT-G ライトの概要

第 1 節　SAT-G ライトの概要

　SAT-G ライトは、全 6 回の SAT-G プログラムを全 3 回に簡略化したプログラムです。全 3 回の内容を SAT-G 同様月 1 回のペースで実施します。プログラムの対象としているのは、ギャンブル障害に加え、知的障害や発達障害、統合失調症などほかの疾患や障害が重複している方です。また、SAT-G のような全 6 回のプログラムは受け入れられない方への簡易介入として SAT-G ライトを活用することも可能です。

　SAT-G ライトの内容は、第 1 回で今後の目標を設定し、第 2 回でギャンブルから離れた生活を送るための具体的な工夫や対処を検討し、第 3 回では仮にギャンブルを再開してしまった場合は、誰に相談をするかを検討するといった順序で学んでいくシンプルな内容です（図表 5 - 1）。

図表 5 - 1　SAT-G ライトの構成

セッション	テーマ	内容
第 1 回	あなたのギャンブルについて整理してみましょう	今後の目標を設定する
第 2 回	引き金から再開にいたる道すじと対処	ギャンブルから離れた生活を送るための具体的な工夫や対処を検討する
第 3 回	回復のために　〜正直さと仲間〜	ギャンブル再開時は誰に相談するかを検討する

第 2 節　SAT-G ライト作成の経緯

　私たちは、2015 年にギャンブル障害支援プログラムである SAT-G を開発しました。SAT-G を導入してからギャンブル障害の相談が飛躍的に増加したことと同時に、福祉関係機関や精神科医療機関といった関係機関から紹介いただく事例も増えました（図表 5 - 2、図表 5 - 3）。

　関係機関からの紹介事例には、たとえば「通院治療中の方がギャンブルにのめり込んで、障害年金が入るとすぐに使い切ってしまう」とか、「施設通所中の方がギャンブルにのめり込んで、通所が途絶えがちとなっている」、「金銭管理の事業を利用中の方が、生活費をお渡しすると数日でギャンブルに使いきってしまう」といった内容のものがあります。

図表5-2　新規来所相談の増加

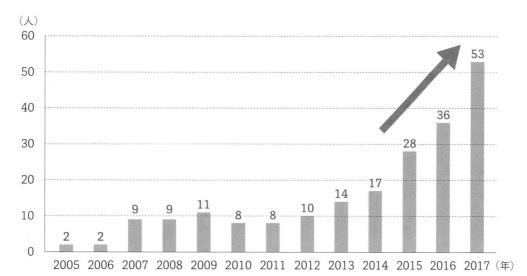

出典：島根県立心と体の相談センター「支援プログラムを活用したギャンブル等依存症支援の取組」（https://www.kantei.go.jp/jp/singi/gambletou_izonsho/setsumeikai/dai1/siryou9.pdf）

図表5-3　重複障害があるケースの増加

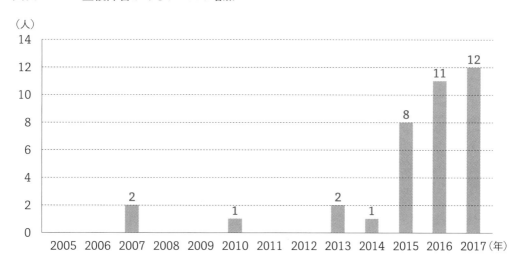

出典：島根県立心と体の相談センター「支援プログラムを活用したギャンブル等依存症支援の取組」（https://www.kantei.go.jp/jp/singi/gambletou_izonsho/setsumeikai/dai1/siryou9.pdf）

　関係機関からの紹介でつながってくる事例に共通しているのは、第1章第7節で紹介されているギャンブル障害の類型分類でいえば、その多くは、タイプⅡ（他の精神障害先行型）かタイプⅢ（パーソナリティ等の問題型）に該当する方で、主に統合失調症や発達障害、知的障害などの診断（重複障害）がある方です。

　SAT-Gライトを開発する以前は、重複障害がある方もSAT-Gを受講していただいていましたが、SAT-Gを実施していくなかで、2つの課題がみえてきました。

　1つ目は、重複障害がある当事者のなかには、SAT-Gの内容が分かりづらい方もいるため、そのような方に向けて「もっとシンプルで分かりやすいプログラムが必要だ」という課題です。

　2つ目は、「地域の福祉関係機関などの依存症支援に慣れていない機関においても、より実施しやすいプログラムが必要だ」という課題です。私も現職の精神保健福祉セ

ンターに来る前を思い起こせば、「ギャンブルで生活保護費や障害年金をすぐに使い切って、生活困窮に陥る事例」は何度も経験したことがありましたので、おそらく地域を掘り起こせば、同様の事例はいくらでもあるだろうと想定していました。一方、ギャンブル障害の専門機関の数には限りがあるのが現状です。ギャンブルで困った方すべてを専門機関のみで受け止めるのではなく、既に関わっている機関が所属の機能の範囲内で、普段の相談支援にプラスαの工夫で実施できるプログラムがあれば、少なからずギャンブルで困っている方々に最低限の支援が届けられるのではないかと考え、SAT-G ライトを開発するに至りました。

第 3 節　SAT-G ライトの活用について

　私たちは、タイプⅡ（他の精神障害先行型）やタイプⅢ（パーソナリティ等の問題型）の方で福祉のサービスを利用されている方には、個別面談のなかで SAT-G ライトを実施しています。

　SAT-G ライトの狙いは、①ギャンブルから離れた生活を取り戻すための具体的な対処行動についてプログラムを通じて整理し、②プログラム修了後も、プログラムで学んだ対処行動を実践に移していただくことで、ギャンブル問題の軽減を図ることです。したがって、プログラム修了後にプログラムで学んだことが活かされることがとても重要となります。

　しかし、この取り組みをタイプⅡやタイプⅢの当事者が一人で続けていくことは大変困難です。そのため、プログラム修了後の取り組みの継続には、伴走的にサポートしてくださる地域の支援者が必要となります。SAT-G ライト実施にあたっては、プログラム修了後の支援を想定し、地域で当事者に関わっている関係機関の支援者がいれば、当事者の同意を得た上で、支援者にプログラムへの同席をお願いしています。プログラムへの同席により、支援者にプログラム修了後も SAT-G ライトの考え方を参考にして支援にあたっていただくことをお願いしています。

　また、支援者がプログラムに同席していただくことで、直接 SAT-G ライトのノウハウをお伝えでき、支援者の人材育成にもつながります。支援者同士で顔の見える関係づくりもでき、地域の連携強化にもなると考えています。

　なお、私たちは地域の関係機関に、より広く SAT-G ライトを活用いただくため、平成 30 年度より SAT-G ライトの使い方を学ぶ研修を年 1 回開催し、地域の人材育成にも力を入れています。

第 6 章

私たちが
SAT-G を
開発した理由

本章では、私たちがなぜこのプログラムを開発したのかについて解説します。

　私たちの勤務する島根県立心と体の相談センターは、全国の都道府県、政令指定都市に置かれている精神保健福祉センター 69 か所のうちの 1 つで、県民の方々の心の相談を受ける機関です。その一環として、2005 年 4 月の開設以来、ギャンブルの問題に関する当事者・家族からの相談を受け付けてきました。開設当初の 8 年ほどは、当事者と家族を合わせても、来所相談は年間平均して 10 件前後でした。しかし、2013 年度から、ホームページを中心とした広報に力を入れたところ、来所相談件数が 2013 年度に 15 件、2014 年度に 18 件、2015 年度に 32 件と急増してきました。

　来所相談件数が増加する一方で、次の 3 つの課題が浮かび上がってきました。

①初回に当事者が相談に来所しないこと

②家族が相談に来ても、当事者の来所につながらないこと

③当事者が来所しても、1、2 回来所しただけで相談が途切れてしまうこと

　これに対して、来所した当事者に意見を伺ったところ、「相談したところでギャンブルがやめられる気がしない」、「どんなサービスを提供してもらえるかわからない」、「いつまで相談に通えばいいのか見通しが立たない」といった忌憚のない意見をいただきました。そこで私たちは「はっきりと構造化され、回数、時間、内容の決まった回復プログラムを準備し、そのことを広報すれば、その受講を目的に当事者が来所してくれるのではないか」と考えました。

　そこで、薬物依存の当事者を対象にした認知行動療法プログラムである SMARPP をもとに、ギャンブル障害向けに改変したプログラムを作成することにしました。当時、いくつかの精神保健福祉センターでは、SMARPP や、その短縮版である TAMARPP（東京都立多摩総合精神保健福祉センターで開発）が施行されており、そのプログラムの場に、薬物依存の当事者に交じって、ギャンブル障害の当事者も参加し、効果がみられていたからです。

　しかし、SMARPP のテキストは、薬物依存の当事者向けですので、その内容をギャンブル障害の当事者向けに書き換えるのは、相当な難作業でした。たとえば、薬物依存の当事者にとっての引き金は、薬物を溶かして注射するためのミネラルウォーターだったりしますが、ギャンブル障害の当事者にとっては、コンビニのトイレに行く途中に見かけるパチンコ雑誌だったりします。私たちは、SMARPP の開発者である松本俊彦氏に連絡を取り、アドバイスを頂きながら、SMARPP のテキストのすべての内容を吟味し、ギャンブル障害に合うように取捨選択や改変を行うことで、プログラムの作成に取り組みました。そして、作成途中には、当事者の方々から貴重なフィードバックをいただきました。

　こうして、2015 年の 11 月に、SAT-G プログラムが誕生しました。プログラムの回数は、当事者からの「日中仕事をしているので、有休を取ってプログラムに参加するのは月 1 回が限度。通うのもせいぜい半年までにしてほしい」という声をもとに、全 5 回、アンコールセッションを入れても 6 回にしました。そして、この回数に合わせて、内容も、ギャンブルの再開につながる引き金を同定し、それを徹底的に避ける

こと、ギャンブルの渇望が起きた際に、それを鎮めるための具体的な対処法を学ぶこと、の2つを中心にしたコンパクトなものにしました。

SAT-G施行による効果：来所者層の変化

こうした経緯で、2015年11月にSAT-Gを導入したところ、大変うれしい変化がありました。導入の前後で、①新規相談のうち、初回相談時から当事者が登場したケースが32.4%から59.2%に上昇し（図表6-1）、②初回相談者が当事者以外であったケースのうち、同年度中に当事者が来所につながったケースが12.7%から35.7%まで上昇しました（図表6-2）。さらに、③当事者の継続相談率（3回以上来所）も18.6%から72.4%まで上昇しました（図表6-3）。この理由としては、枠組みのあるプログラムを提示することで、家族が当事者に対して、センターに来所するよう勧めやすくなったこと、また、当事者も、枠組みのあるプログラムを提示されることで、来所したり、継続相談したりするモチベーションが高まったことが考えられます。

SAT-G施行による効果：プログラム受講者の変化

SAT-Gプログラムの受講者にも、予想した以上の変化がありました。これはプログラムを開始した2015年11月から2017年3月末までの1年5か月間のデータですが、プログラムからの離脱者は、22人中1名と、非常に少ない結果となっています（図表6-4）。そして、終了時には、断ギャンブルの人が4分の3で、節ギャンブルの人が4分の1という結果になりました（図表6-5）。

そして、この節ギャンブルの人についても、直近1か月のギャンブルの頻度・費やした時間・金額の3つに関して、それぞれプログラムを始める前に比べて大幅に減少

図表6-1　SAT-G開始前後における初回から本人が来所する割合の変化

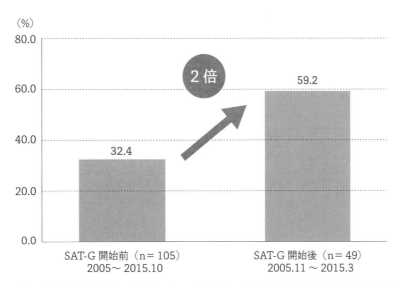

出典：島根県立心と体の相談センター「支援プログラムを活用したギャンブル等依存症支援の取組」（https://www.kantei.go.jp/jp/singi/gambletou_izonsho/setsumeikai/dai1/siryou9.pdf）

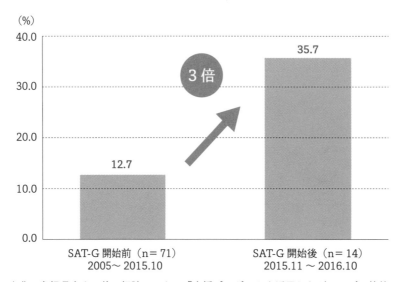

図表 6 - 2　SAT-G 開始前後における家族来所が本人来所につながる
　　　　　割合の変化

出典：島根県立心と体の相談センター「支援プログラムを活用したギャンブル等依
　　　存症支援の取組」（https://www.kantei.go.jp/jp/singi/gambletou_izonsho/
　　　setsumeikai/dai1/siryou9.pdf）

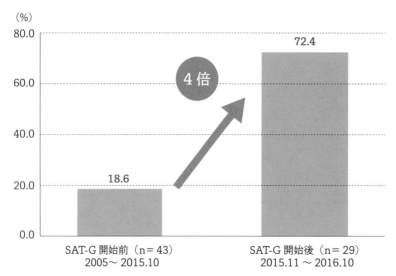

図表 6 - 3　SAT-G 開始前後における本人相談の継続率の変化

出典：島根県立心と体の相談センター「支援プログラムを活用したギャンブル等依
　　　存症支援の取組」（https://www.kantei.go.jp/jp/singi/gambletou_izonsho/
　　　setsumeikai/dai1/siryou9.pdf）

しています（図表6-6）。たとえば金額についていうと、月にギャンブルに20万円
使っていた人が、プログラム終了後は月に使う金額が4万円になったというように、
節ギャンブルであった人5人すべてにおいて、月にギャンブルに使う金額が、プログ
ラム前の20%以下になっており、大幅な改善が見られています。

図表 6 − 4　　プログラムの実施状況（n＝22）

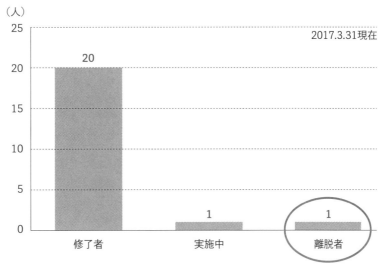

出典：島根県立心と体の相談センター「支援プログラムを活用したギャンブル等依
　　　存症支援の取組」（https://www.kantei.go.jp/jp/singi/gambletou_izonsho/
　　　setsumeikai/dai1/siryou9.pdf）

図表 6 − 5　　プログラム受講者の修了時のギャンブルの状況（n＝20）

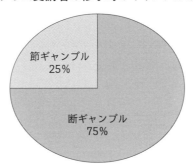

出典：島根県立心と体の相談センター「支援プログラムを活用したギャンブル等依
　　　存症支援の取組」（https://www.kantei.go.jp/jp/singi/gambletou_izonsho/
　　　setsumeikai/dai1/siryou9.pdf）

図表 6 − 6　　節ギャンブル者のプログラム開始前・修了時における過去１ヶ月間のギャンブ
　　　　　　　ルの状況（n＝ 5 ）

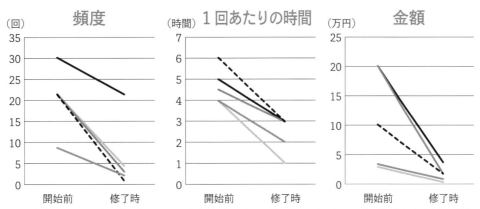

出典：島根県立心と体の相談センター「支援プログラムを活用したギャンブル等依存症支援の取組」
　　　（https://www.kantei.go.jp/jp/singi/gambletou_izonsho/setsumeikai/dai1/siryou9.pdf）

SAT-G プログラムの普及

第1章で述べたように、2016年12月15日に、特定複合観光施設区域の整備の推進に関する法律（いわゆるIR推進法）が成立し、その附帯決議のなかで、「ギャンブル等依存症患者への対策を抜本的に強化すること」「ギャンブル等依存症患者の相談体制や臨床医療体制を強化すること」と記載されました。それを踏まえて、2016年12月26日には、第1回ギャンブル等依存症対策推進関係閣僚会議が開催され、各省庁がそれぞれ行う予定のギャンブル等依存症に対する対策を発表しました。その席上で、厚生労働省は、全国の都道府県、政令市にギャンブル等依存症の相談拠点を67か所整備すること、その相談拠点としては、全国の都道府県、政令市に置かれている精神保健福祉センター等を充てることを想定していることを発表しました。

しかし、2016年12月に全国の精神保健福祉センターに対して行われたアンケート調査によれば、ギャンブル障害に関して専門的な相談を行っているセンターは69センター中38センター（55.1%）に過ぎませんでした。また、依存症に対してSMARPP類似の回復プログラムを行っているセンターは32センターでしたが、そのうち、プログラムをギャンブル障害の当事者に向けて行っているのは13センターに過ぎませんでした（ギャンブル障害単独が4センター、ほかの依存症と共同が9センター）。SMARPP類似のプログラムをギャンブル障害以外の依存症に行っているが、ギャンブル障害に対しては行っていない19のセンターに、その理由を尋ねたところ、最も多かった理由は職員のスキルの問題（6センター）、続いてテキストの問題（5センター）でした。

このことから、全国の精神保健福祉センターにおいて、相談拠点を担えるだけのスキルを身につけることができる、ギャンブル障害に特化した認知行動療法プログラムの使い方に関する研修に対するニーズがあると考えられました。そこで、横浜市こころの健康相談センターの白川教人センター長のご指導のもと、2017年度から、SAT-Gプログラムの使い方研修を全国の精神保健福祉センター職員を対象に行うことにしました（図表6-7）。2017年度から2018年度はAMED（国立研究開発法人日本医

図表6-7　全国の精神保健福祉センター職員を対象とするSAT-Gの使い方研修

- ・2017年度　横浜、福岡
- ・2018年度　品川、福岡
- ・2019年度　東京、大阪
- ・2020年度　仙台・横浜・島根（zoom）
　　　　　　　兵庫・福井・長野・静岡（zoom）
　　　　　　　全国（zoom）×2回
- ・2021年度　全国（zoom）×2回（うち1回はSAT-Gライトを用いた
　　　　　　　研修）
- ・合計617名が受講（※2021年11月末現在）

療研究開発機構）の松下研究班の分担研究として、そして 2019 年度から 2021 年度は厚生労働科学研究松下研究班の分担研究として取り組みました。これらの研究では、プログラムの普及と並行して、プログラムの受講者・実施者からの声を取り入れ、プログラムの継続的な改訂にも取り組みました。

　2017 年度から 2019 年度にかけて SAT-G プログラムの使い方研修をそれぞれ 2 回ずつ実施、2020 年度から 2021 年度にかけては新型コロナウイルス感染症の影響もあり、遠隔で 6 回実施し、合計 617 名が受講しました。その結果、2022 年 1 月現在で、全国の精神保健福祉センター 69 か所のうち、61 か所（88％）で、SAT-G プログラムまたはその一部が活用されています。

参考資料
・AMED「ギャンブル障害の疫学調査、生物学的評価、医療・福祉・社会的支援のあり方についての研究」（研究代表者　松下幸生）、分担研究「保健福祉的支援のあり方についての研究」（研究代表者　白川教人）
・厚生労働科学研究「ギャンブル等依存症の治療・家族支援に関する研究」（代表研究者　松下幸生）、分担研究「精神保健福祉センターにおける回復プログラムの効果検証研究」（研究代表者　白川教人）

相談機関リスト

ギャンブル障害に関する専門機関

1. 精神保健福祉センター

　各都道府県及び指定都市に 1 ヶ所（※東京都のみ 3 ヶ所）ある、精神保健福祉の専門機関であり、依存症の専門相談にも応じている。

全国の精神保健福祉センター

都道府県 指定都市	名称	所在地	電話番号
北海道	北海道立精神保健福祉センター	〒003-0027 札幌市白石区本通 16 丁目 北 6-34	（代）011-864-7121 （相）0570-064556
札幌市	札幌こころのセンター	〒060-0042 札幌市中央区大通西 19 丁目 WEST19　4 階	（代）011-622-5190 （相）011-622-0556
青森県	青森県立精神保健福祉センター	〒038-0031 青森市大字三内字沢部 353-92	（代）017-787-3951 （相）017-787-3957 017-787-3958
岩手県	岩手県精神保健福祉センター	〒020-0015 盛岡市本町通 3-19-1 岩手県福祉総合相談センター内	（代）019-629-9617 （相）019-622-6955
宮城県	宮城県精神保健福祉センター	〒989-6117 大崎市古川旭 5 丁目 7-20	（代）0229-23-0021 （相）0229-23-0302
仙台市	仙台市 精神保健福祉総合センター	〒980-0845 仙台市青葉区荒巻字三居沢 1-6	（代）022-265-2191 （相）022-265-2229（昼） 022-217-2279（夜）
秋田県	秋田県精神保健福祉センター	〒010-0001 秋田市中通 2 丁目 1 番 51 号 明徳館ビル 1 階	（代）018-831-3946 （相）018-831-3939
山形県	山形県精神保健福祉センター	〒990-0021 山形市小白川町 2-3-30	（代）023-624-1217 （相）023-631-7060
福島県	福島県精神保健福祉センター	〒960-8012 福島市御山町 8-30	（代）024-535-3556 （相）024-535-5560 0570-064-556
茨城県	茨城県精神保健福祉センター	〒310-0852 茨城県水戸市笠原町 993-2	（代）029-243-2870 （相）029-243-2870
栃木県	栃木県精神保健福祉センター	〒329-1104 宇都宮市下岡本町 2145-13	（代）028-673-8785 （相）028-673-8341
群馬県	群馬県こころの健康センター	〒379-2166 前橋市野中町 368	（代）027-263-1166 （相）027-263-1156
埼玉県	埼玉県立精神保健福祉センター	〒362-0806 北足立郡伊奈町小室 818-2	（代）048-723-3333 （相）048-723-1447
さいたま市	さいたま市 こころの健康センター	〒330-0071 さいたま市浦和区 上木崎 4 丁目 4 番 10 号	（相）048-762-8548
千葉県	千葉県精神保健福祉センター	〒260-0801 千葉市中央区仁戸名町 666-2	（代）043-263-3891 （相）043-263-3893
千葉市	千葉市こころの健康センター	〒261-0003 千葉市美浜区高浜 2-1-16	（代）043-204-1582 （相）043-204-1583

東京都	東京都立精神保健福祉センター	〒110-0004 台東区下谷1-1-3	（代）03-3844-2210 （相）03-3844-2212
	東京都立 中部総合精神保健福祉センター	〒156-0057 世田谷区上北沢2-1-7	（代）03-3302-7575 （相）03-3302-7711
	東京都立 多摩総合精神保健福祉センター	〒206-0036 多摩市中沢2-1-3	（代）042-376-1111 （相）042-371-5560
神奈川県	神奈川県精神保健福祉センター	〒233-0006 横浜市港南区芹が谷2-5-2	（代）045-821-8822 （相）0120-821-606
横浜市	横浜市 こころの健康相談センター	〒231-0005 横浜市中区本町2-22 京阪横浜ビル10階	（代）045-671-4455 （相）045-662-3522
川崎市	川崎市精神保健福祉センター	〒210-0024 川崎市川崎区日進町5-1 川崎市複合福祉センター2階 川崎市総合リハビリテーション 推進センター	（代）044-223-6719
相模原市	相模原市精神保健福祉センター	〒252-5277 相模原市中央区富士見6-1-1 ウェルネスさがみはら7階	（代）042-769-9818 （相）042-769-9818
新潟県	新潟県精神保健福祉センター	〒950-0994 新潟市中央区上所2-2-3	（代）025-280-0111 （相）025-280-0113
新潟市	新潟市こころの健康センター	〒951-8133 新潟市中央区川岸町1丁目57番地1	（代）025-232-5551 （相）025-232-5560
富山県	富山県心の健康センター	〒939-8222 富山市蜷川459-1	（代）076-428-1511 （相）076-428-0606
石川県	石川県こころの健康センター	〒920-8201 金沢市鞍月東2-6	（代）076-238-5761 （相）076-237-2700
福井県	福井県総合福祉相談所	〒910-0026 福井市光陽2-3-36	（代）0776-24-5135 （相）0776-26-4400
山梨県	山梨県立精神保健福祉センター	〒400-0005 甲府市北新1-2-12	（代）055-254-8644 （相）055-254-8700 （ストレスダイヤル）
長野県	長野県精神保健福祉センター	〒381-8577 長野市下駒沢618-1	（代）026-266-0280 （相）026-217-1680
岐阜県	岐阜県精神保健福祉センター	〒502-0854 岐阜市鷺山向井2563-18 岐阜県障がい者総合相談センター内	（代）058-231-9724 （相）058-231-9724
静岡県	静岡県精神保健福祉センター	〒422-8031 静岡市駿河区有明町2-20	（代）054-286-9245
静岡市	静岡市こころの健康センター	〒420-0821 静岡市葵区柚木1014番地	（代）054-262-3011 （相）054-262-3033
浜松市	浜松市精神保健福祉センター	〒430-0929 浜松市中区中央1丁目12-1 県浜松総合庁舎4階	（代）053-457-2709 （相）053-457-2195
愛知県	愛知県精神保健福祉センター	〒460-0001 名古屋市中区三の丸3-2-1 東大手庁舎8階	（代）052-962-5377 （相）052-951-2881
名古屋市	名古屋市精神保健福祉センター	〒453-0024 名古屋市中村区名楽町4-7-18 中村保健所等複合施設5階	（代）052-483-2095 （相）052-483-2215

三重県	三重県こころの健康センター	〒514-8567 津市桜橋 3-446-34	（代）059-223-5241 （相）059-253-7826
滋賀県	滋賀県立精神保健福祉センター	〒525-0072 草津市笠山八丁目 4-25	（代）077-567-5010 （相）077-567-5560
京都府	京都府 精神保健福祉総合センター	〒612-8416 京都市伏見区竹田流池町 120	（代）075-641-1810 （相）075-645-5155
京都市	京都市 こころの健康増進センター	〒604-8854 京都市中京区壬生仙念町 30	（代）075-314-0355 （相）075-314-0874
大阪府	大阪府 こころの健康総合センター	〒558-0056 大阪市住吉区万代東 3-1-46	（代）06-6691-2811 （相）06-6607-8814
大阪市	大阪市こころの健康センター	〒534-0027 大阪市都島区中野町 5-15-21 都島センタービル 3 階	（代）06-6922-8520 （相）06-6923-0936
堺市	堺市こころの健康センター	〒590-0808 堺市堺区旭ケ丘中町 4-3-1 堺市立健康福祉プラザ 3 階	（代）072-245-9192 （相）072-243-5500
兵庫県	兵庫県精神保健福祉センター	〒651-0073 神戸市中央区脇浜海岸通 1-3-2	（代）078-252-4980 （相）078-252-4987
神戸市	神戸市精神保健福祉センター	〒650-0016 神戸市中央区橘通 3-4-1 神戸市立総合福祉センター 3 階	（代）078-371-1900 （相）078-371-1855
奈良県	奈良県精神保健福祉センター	〒633-0062 桜井市粟殿 1000	（代）0744-47-2251 （相）0744-46-5563
和歌山県	和歌山県精神保健福祉センター	〒640-8319 和歌山市手平 2-1-2 県民交流プラザ和歌山ビッグ愛 2F	（代）073-435-5194 （相）073-435-5192
鳥取県	鳥取県立精神保健福祉センター	〒680-0901 鳥取市江津 318-1	（代）0857-21-3031 （相）0857-21-3031
島根県	島根県立心と体の相談センター	〒690-0011 松江市東津田町 1741-3 いきいきプラザ島根 2F	（代）0852-32-5905 （相）0852-21-2885
岡山県	岡山県精神保健福祉センター （メンタルセンター岡山）	〒700-0985 岡山市北区厚生町 3-3-1	（代）086-201-0850 （相）086-201-0828
岡山市	岡山市こころの健康センター	〒700-8546 岡山市北区鹿田町 1 丁目 1-1	（代）086-803-1273 （相）086-803-1274
広島県	広島県立 総合精神保健福祉センター	〒731-4311 安芸郡坂町北新地 2-3-77	（代）082-884-1051 （相）082-892-9090
広島市	広島市精神保健福祉センター	〒730-0043 広島市中区富士見町 11-27	（代）082-245-7746 （相）082-245-7731
山口県	山口県精神保健福祉センター	〒753-0814 山口市吉敷下東 4-17-1 山口県福祉総合相談支援センター内	（代）083-902-2672 （相）083-901-1556
徳島県	徳島県精神保健福祉センター	〒770-0855 徳島市新蔵町 3-80	（代）088-625-0610 （相）088-602-8911
香川県	香川県精神保健福祉センター	〒760-0068 高松市松島町 1 丁目 17-28 香川県高松合同庁舎内	（代）087-804-5565 （相）087-833-5560
愛媛県	愛媛県心と体の健康センター	〒790-0811 松山市本町 7 丁目 2 番地 愛媛県総合保健福祉センタービル 3 階	（代）089-911-3880 （相）089-917-5012

高知県	高知県立精神保健福祉センター	〒780-0850 高知市丸ノ内 2-4-1 高知県保健衛生総合庁舎 1 階	（代）088-821-4966 （相）088-823-0600
福岡県	福岡県精神保健福祉センター	〒816-0804 春日市原町 3-1-7	（代）092-582-7510 （相）092-582-7500
北九州市	北九州市立 精神保健福祉センター	〒802-8560 北九州市小倉北区馬借 1-7-1	（代）093-522-8729
福岡市	福岡市精神保健福祉センター	〒810-0073 福岡市中央区舞鶴 2-5-1 あいれふ 3 階	（代）092-737-8825 （相）092-737-8829
佐賀県	佐賀県精神保健福祉センター	〒845-0001 小城市小城町 178-9	（代）0952-73-5060 （相）0952-73-5556
長崎県	長崎こども・女性・障害者支援センター	〒852-8114 長崎県長崎市橋口町 10-22	（代）095-846-5115 （相）095-847-7867
熊本県	熊本県精神保健福祉センター	〒862-0920 熊本市東区月出 3-1-120	（代）096-386-1255 （相）096-386-1166
熊本市	熊本市こころの健康センター	〒862-0971 熊本市中央区大江 5 丁目 1-1 ウェルパルくまもと 3 階	（代）096-366-1171 （相）096-362-8100
大分県	大分県こころとからだの 相談支援センター	〒870-1155 大分市大字玉沢 908	（代）097-541-5276 （相）097-541-6290
宮崎県	宮崎県精神保健福祉センター	〒880-0032 宮崎市霧島 1-1-2 宮崎県総合保健センター 4 階	（代）0985-27-5663 （相）0985-32-5566
鹿児島県	鹿児島県精神保健福祉センター	〒890-0021 鹿児島市小野 1-1-1	（代）099-218-4755 （相）099-218-4755
沖縄県	沖縄県 総合精神保健福祉センター	〒901-1104 島尻郡南風原町字宮平 212-3	（代）098-888-1443 （相）098-888-1450

全国精神保健福祉センター長会（https://www.zmhwc.jp/centerlist.html）より一部改変（最終アクセス日：2022 年 1 月 1 日）
（代）は代表電話、（相）は相談電話を指す。

2. ギャンブル等依存症専門医療機関

　各都道府県及び指定都市から指定されているギャンブル障害の専門医療機関。専門医療機関に関する情報は以下を参照。

- 依存症対策全国センターのホームページ
  https://www.ncasa-japan.jp

ギャンブル障害に関する自助グループ

1. 当事者の自助グループ
　ギャンブルの問題で悩んだ経験のある人たちが、自発的なつながりで結びついたグループ。自助グループでは、ギャンブル障害からの回復を目指す多くの仲間と出会うことができ、ミーティングを通じてお互いの経験をシェアすることができる。ギャンブル障害からの回復において大きな助けとなる。

• GA（ギャンブラーズ・アノニマス）
　全国各地でミーティングが開催されている。開催状況は、以下ホームページを参照。

　GA日本インフォメーションセンター
　http://www.gajapan.jp

2. 家族の自助グループ
• ギャマノン
　全国各地でミーティングが開催されている。開催状況は、以下ホームページを参照。

　一般社団法人ギャマノン日本サービスオフィス
　http://www.gam-anon

• 全国ギャンブル依存症家族の会
　全国各地で家族会が開催されている。開催状況は、以下ホームページを参照。

　NPO法人全国ギャンブル依存症家族の会
　https://gdfam.org/

おわりに

依存症経験を通じての気づき

　執筆の最後に、私自身の依存症経験を通じた気づきを書きたいと思います。私は、現職の島根県立心と体の相談センター（精神保健福祉センター）に着任した2012年当時、重度のニコチン依存でした（※ TDS ニコチン依存度テスト10点満点中8点。5点以上がニコチン依存症と診断される。厚生労働省生活習慣病予防のための健康情報サイト参照）。その時点で、習慣的に喫煙するようになって10年以上が経過していました。この間、星の数ほど禁煙を試みました。時には、禁煙パッチや禁煙ガム、禁煙パイポ、禁煙たばこ（ニコチンの入っていないたばこ）、禁煙書籍など、禁煙のためのあらゆる方法を試してみましたが、3日と禁煙することはできませんでした。あるときは、内科の先生から「このままだといずれ、肺気腫になる」と脅されたこともありましたが、それでも禁煙するに至りませんでした。結婚を機に禁煙外来に通い、禁煙補助薬を処方してもらって3ヶ月禁煙したことがありました。しかし、妻の里帰り出産で、しばらく一人でいた期間に「1本くらいなら」との思いで吸ったことがきっかけで、元の喫煙習慣に戻り、禁煙外来もドロップアウトしてしまいました。このとき、喫煙経験者からの評価は「3ヶ月も頑張った」であり、喫煙経験のない方の評価は「たったの3ヶ月で音を上げるなんて、意志が弱い」といった真逆の評価でした。ここまでで述べたように、人生のなかで禁煙の誓いや実際のチャレンジは何度もしましたが、何一つ達成されることはありませんでした。禁煙を誓うときの「やめたい」という思いは決して嘘ではなく、本心から思っているのですが、時間の経過と共に、不安や焦燥感などの離脱症状が出てきて、いてもたってもいられないような状況となります。たとえるなら、砂漠で水分をとらずに放浪し、喉から手が出るほど水を欲しがっている旅人のような状況です。禁煙チャレンジの失敗を繰り返すうちに私は自信を失い、「何をしてもたばこをやめることはできない」と考え、加えて自分のことを「意志の弱い人間だ」と思うようになりました。

　そのような私が禁煙するきっかけになったのは、2012年の秋に、職場の先輩からの勧めで職場の禁煙プログラムに参加したことです。当初は、数々の挫折体験から「禁煙なんて絶対に上手くいかない」という諦めと、たばこのない人生への強い不安があり、プログラムへの参加は望んでいませんでしたが、押しの強い先輩からの誘いを断ることができなかったという単純な理由で、プログラムに参加せざるを得ない状況となりました。本心では、「参加するふりだけして、隠れて吸えばいい」とさえ思っていました。禁煙プログラムは、半年間のプログラムで、プログラム中に保健スタッフからの近況

確認のメールと、禁煙を目指す当事者のグループワークが1回だけ行われるといった、簡易介入プログラムでした。グループに参加したのは、2013年1月10日です。この日、やる気のない私は、グループに参加する前に、「吸い納めだ」と喫煙所でたばこを3本立て続けに吸ってグループワークに臨みました。禁煙を望む人たちが参加するグループですので、禁煙意欲の低い私はグループに参加する際にやや後ろめたい気持ちでいました。しかし、グループに参加していた、6人のメンバーのほとんどが、私と同じく喫煙所でたばこを吸っての参加だったのです。一方、そのようなメンバーをプログラムのスタッフは非難することはありませんでした。プログラム中にメンバーは、禁煙を過去に何度も試みたが、上手くいかなかった経験を話されていました。私とまったく同じ経験です。人によって受け止め方はさまざまでしょうが、私はたばこがやめられないながらもプログラムに参加しているメンバーを見て、「もう1回禁煙にチャレンジしてみようかな」という勇気が湧いてきました。このグループに参加した日のうちに、再度禁煙外来にかかり、2013年1月19日から禁煙を始めました。それから現在まで9年間禁煙を続けています。禁煙を始めて1年間はさまざまな工夫をしました。喫煙時代は毎日コンビニでたばこを購入していたので、コンビニには入らないようにしました。また、たばことセットになっていたコーヒーも1年間やめました。喫煙所の付近を通るときは、副流煙を吸わないよう息を止めるといったことも心がけました。（これはSAT-Gの第2回セッションの「引き金をさけるための工夫」に相当します。）

　禁煙から3年が経過した頃には、コンビニに入ってもたばこへの欲求は湧かないくらい落ち着いてきました。禁煙から6年が経過した頃、人間ドックで肺活量の検査を受けた際、結果が年齢相当の値より良い結果であったことを知りました。以前、内科の先生から肺気腫の手前の状況だと言われていたこともあり、肺活量の値が良かったことは驚きでした。このとき初めて「ニコチン依存から回復している」と感じました。しかし、禁煙開始から9年が経過した今でも、たばこの副流煙を吸ったり、コンビニのレジ裏にあるたばこが目に入ると、たばこへの欲求が湧くことがあります。その度、ニコチン依存から回復しても、治ったわけではなく、1本吸えば元の喫煙習慣にすぐに戻るだろうと実感しています。

　自分自身の依存症の経験を通じて、気づいたことが4つあります。1つ目は、意外と「些細なことでも回復のきっかけになり得る」ことです。私のきっかけは、内科の先生の肺気腫になるとの注意や、何らかのどん底を経験したことではなく、押しの強い先輩からの禁煙プログラムの勧めでした。2つ目は、「やめることを前提としたプログラムでなくても、やめるに至ることはある」ことです。私が参加したプログラムは禁煙することは望ましいとしながらも、禁煙することを押しつけることはありませんでした。禁煙することを決めたのは私であり、スタッフではありませんでした。3つ目は、「誰にでも回復の可能性がある」ことです。私のたばこのストーリーはこの

原稿では書き切れないほどの体験がありますが、少なくとも10年以上何を
やってもやめることができない物質依存症であった私も禁煙ができました。
また、周りを見渡せば、私以上にヘビースモーカーだった方が、自分の意志
だけでふとしたきっかけで禁煙されておられます。そうであれば、同じ依存
症であるギャンブル障害も回復の可能性は十分にあると考えました。4つ目
は、回復とは生活のなかで実感するものであること。私にとっては、長年や
められなかったたばこを「3年やめたとき」でなく、6年後の人間ドックで
ふと感じたように、依存から離れた先で、生活の変化を感じたときに回復を
実感するのだと思います。回復の実感をしたときに、たばこを「やめる」こ
とがゴールではないと感じました。

　以上、私のニコチン依存の経験と気づきを紹介しましたが、私の依存症経
験がギャンブル障害支援を考える原点にあります。私が経験したように、
ギャンブル障害のある当事者も星の数ほどギャンブルをやめようと考えて、
チャレンジした経験があります。しかし、ギャンブルをやめることができず
苦しんでいます。もし、初対面で支援者から「ギャンブル依存症だから、
ギャンブルはやめなければなりません」と言われたらどう思うでしょうか?
「あなたには、自分の苦しさはわからない」と思うのではないでしょうか。
おそらく「やめなければなりません」と言われてやめられる方は、その支援
者に出会わなくても、やめていると思います。「問題を改善するために、一
歩を踏み出す決断に迷っている自分の背中を押して欲しい」と思っているの
ではないでしょうか。そうであれば、まずはこれまでの苦労や、回復に向
かって相談にいらっしゃったことを労いながら、回復のきっかけとなる自助
グループや支援プログラムに誘い入れるかかわりが必要だと思うのです。私
もやめる気がないうちから禁煙プログラムを始め、考え方が変わったよう
に、当事者も自助グループやプログラムにつながるなかで、考え方が変わっ
ていくことは大いに期待できます。

ソーシャルワーカーとしての気づき

　私は、現職に着任する以前は、病院や地域でソーシャルワーカーをしてい
ました。ソーシャルワーカーは、障害者の相談支援の専門職で、「個別化」
「自己決定」「非審判的態度」等を相談支援の規範としています。私も臨床
でその規範を大切にしながら相談支援にたずさわってきました。しかし、現
職に着任して依存症支援にかかわるようになり、その重要としている規範を
依存症支援にも活かされているだろうかと自問自答しました。私はギャンブ
ル障害支援にかかわりだした当初、書籍から得た付け焼き刃の知識を元に
「ギャンブル障害とは否認の病」「否認の強い人は問題との直面化が必要」
「本人が回復を望んだら自助グループへつなぐ」などと考え、目の前にいる
当事者を「個別化」できていなかったと思います。出会った当事者に「どう
したいか」「どうなりたいか」を十分に聞かず、「断ギャンブル」を安易に提

示し、それを受け入れなければ「まだ自分の病気を認めていない。否認している」と審判していたのだと振り返ります。自分が禁煙プログラムを受けた当初にスタッフから「たばこは百害あって一利なしだから、禁煙しましょう」と言われたらどう思ったでしょうか。たばこの害を10年以上にわたって身をもって人体実験をしてきた者からすれば、「たばこを吸ったことのないあなたに、私の苦しさはわからない」と思ったことでしょう。逆に、「たばこを吸いながらでも、よく来てくれましたね」と審判せず受容されたらどうでしょうか。そのようなことを禁煙プログラムを受けながら自分に問いかけていました。その後、多くのギャンブル障害で困っておられる方々との出会いから、「これまでソーシャルワーカーとして大切にしてきた規範を実践していけばいいのだ」と考え、当事者との向き合い方が大きく変わっていきました。その考えを支援の形としてつくったのがSAT-Gです。支援者におかれましては、このSAT-Gを一つのツールとして、ギャンブル障害で困っておられる当事者との対話を通じて、ギャンブル障害への理解を深めていただければ幸いです。また、SAT-Gが一人でも多くのギャンブル障害でお困りの方の回復の一助となることを願っています。

2022年2月

佐藤寛志

謝辞

　本書の刊行に際しては、多くの方のお世話になりました。

　まず最初に、私たちが開発したSAT-Gについて、快く施行の場を与えてくださった島根県立心と体の相談センター職員のみなさんに感謝いたします。国立精神・神経医療研究センターの松本俊彦部長には、SAT-Gの開発段階から現在に至るまでご指導を賜ってまいりました。感謝いたします。横浜市こころの健康相談センターの白川教人センター長と片山宗紀さんには、SAT-Gの全国への普及やSAT-Gの各種研究におきましてお世話になりました。感謝いたします。そして、中央法規出版株式会社第2編集部の大橋玉味さん。大橋さんがいらっしゃらなければ本書は存在しませんでした。感謝いたします。そして、最も感謝すべきは、さまざまなエピソードを率直にお話しくださった当事者やご家族のみなさんです。みなさんとの出会いなくして、SAT-Gを作成することはできませんでした。感謝いたします。

　最後に、これまで貴重な休みを使ってSAT-Gの普及活動に取り組む私たちを許し、支えてくれた私たちの家族に感謝を述べたいと思います。

小原圭司　佐藤寛志

監修者・編著者紹介

松本俊彦（まつもと・としひこ）

国立精神・神経医療研究センター精神保健研究所薬物依存研究部部長、国立精神・神経医療研究センター病院薬物依存症センターセンター長。精神科専門医、精神保健指定医、精神科指導医、精神保健判定医。
1993年佐賀医科大学医学部卒業。横浜市立大学医学部附属病院精神科、国立精神・神経医療研究センター精神保健研究所司法精神医学研究部、同研究所自殺予防総合対策センターなどを経て、2015年より現職。

［主な著書］
『アルコールとうつ、自殺─「死のトライアングル」を防ぐために』（岩波書店、2014）、『自分を傷つけずにはいられない─自傷〜回復するためのヒント』（講談社、2015）、『もしも「死にたい」と言われたら』（中外医学社、2015）、『よくわかるSMARPP─あなたにもできる薬物依存症者支援』（金剛出版、2016）、『薬物依存症』（ちくま新書、2018）、『誰がために医師はいる』（みすず書房、2021）、『世界一やさしい依存症入門』（河出書房新社、2021）他多数。

小原圭司（こばら・けいじ）〔第1章、第6章〕

島根県立心と体の相談センター（精神保健福祉センター）所長。精神科専門医、精神科指導医、精神保健指定医。
1993年東京大学医学部卒業。東京大学医学部附属病院、虎の門病院、松沢病院、関東医療少年院などを経て2012年より現職。

［主な著書］
『10代のための人見知りと社交不安のワークブック』（訳、星和書店、2013）、『ポジティブ心理学、ACT、マインドフルネス─しあわせな人生のための7つの基本』（監訳、星和書店、2019）、『本当の依存症の話をしよう』（共著、共監訳、星和書店、2019）、『メンタルヘルス・ファーストエイド─こころの応急処置マニュアルとその活用』（共編、創元社、2021）

佐藤寛志（さとう・ひろし）〔第2章〜第5章〕

島根県立心と体の相談センター　精神保健福祉士
2003年日本福祉大学社会福祉学部卒業。松江市精神障害者地域生活支援センターアクティヴよめしま、島根県立こころの医療センターを経て2012年より現職、依存症対策を担当。2015年SAT-G（ギャンブル障害回復トレーニングプログラム）、2018年SAT-Gライトを開発。2021年より大阪商業大学共同参画研究所嘱託研究員。

［主な論文］
「ギャンブル依存症に対する認知行動療法プログラム─島根における取り組み」『公衆衛生情報』（共著、日本公衆衛生協会、2017）、「J-GGPPQ（Japanese Version of the Gambling and Gambling Problems Perception Questionnaire）を用いたギャンブル障害支援者研修の効果測定」『日本アルコール関連問題学会雑誌』（共著、日本アルコール関連問題学会、2019）、「ギャンブル等依存症支援における島根県益田圏域の取り組み」『保健師ジャーナル』（共著、医学書院、2020）、「ギャンブル等依存症の当事者支援における3層に分けた人材育成の取り組み」『公衆衛生情報』（共著、日本公衆衛生協会、2020）、「松江保護観察所と連携した支援の取組」『更生保護』（共著、日本更生保護協会、2021）

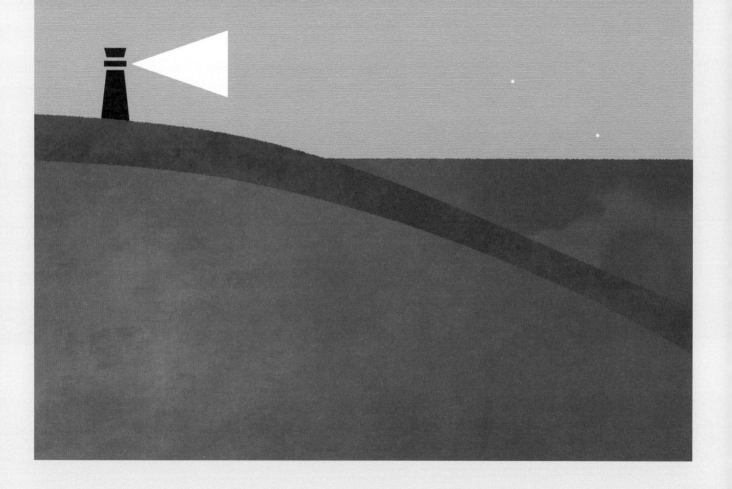

ギャンブル障害
回復トレーニング
プログラム（SAT-G）
ワークブック

監修　松本俊彦
編著　小原圭司・佐藤寛志

本プログラムで使用する「ギャンブル」という用語は、可能性の大小を問わず、偶然が結果を左右するようなゲーム、競技、その他の催事において、金銭や所有財産の損害リスクをはらんでいるような行為を指します。

あなたのギャンブルについて整理してみましょう

1 あなたにとってのギャンブルの魅力は？

2 ギャンブルはあなたにどんな結果をもたらしましたか？

> 短期的な結果

> 長期的な結果

3 メリットとデメリット

	メリット	デメリット
ギャンブルを 続ける		
ギャンブルを やめる		

4 あなたの目標

これから6ヶ月間のあなたのギャンブルにおける目標はAとBのうちどちらですか？
当てはまる方に○をつけてください。

☐ **A. 断ギャンブル**（ギャンブルをやめる）

☐ **B. コントロールギャンブル**（下記の決まったやり方でだけギャンブルをする）

- 1回のギャンブルに費やすお金と時間の上限：

  1回 ⌞_____⌟ 円まで賭け、⌞_____⌟ 時間まで費やす。

- 1ヶ月間（30日）の、ギャンブルをする日数：

  1ヶ月間で ⌞_____⌟ 日以内とする。

- 以下の状況のときだけギャンブルをする。
  （例：休みの日、家の掃除をした日、家族にギャンブルをすることを告げた日）

  ⌜   ⌝

  ⌞   ⌟

- 以下の状況では、ギャンブルはしない。
  （例：仕事中、平日、家族に嘘をついて）

  ⌜   ⌝

  ⌞   ⌟

5 あなたが、この目標を立て、自身のギャンブル行為を変えたいと思っているその理由を重要な順に3つ挙げてください。

①

②

③

6 目標達成の重要性

現在あなたにとって、この目標を達成することは、どれくらい重要なことですか？
「まったく重要ではない」を0点、「最も重要である」を100点としたら、今のあなたは何点くらいですか？ 下の線の上の当てはまるところに○をつけてください。

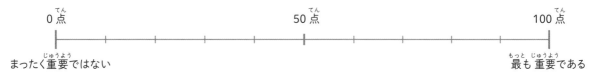

0点　　　　　　　　　　　　　　　　50点　　　　　　　　　　　　　　　100点

まったく重要ではない　　　　　　　　　　　　　　　　　　　　　　最も重要である

第2回 引き金から再開にいたる 道すじと対処

I 引き金

引き金とは、ギャンブルへの渇望を引き起こす、人・場所・物・状況・気持ちなどのことをいいます。たとえば、ある人が毎月給料日に、仕事の後、コンビニのATMでお金を引き出して、パチンコ屋に行っていたとします。このような場合、この人の引き金は、次のようなものでしょう。

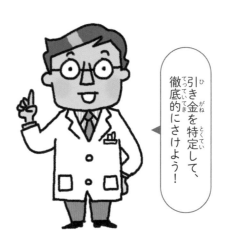

引き金を特定して、徹底的にさけよう！

引き金

> **給料日、仕事の後、コンビニ、ATMの機械、お金、パチンコ**

引き金があり、そしてギャンブルをする、ということを何度もくりかえすと、あなたの脳は、引き金とギャンブルをすぐに結びつけてしまいます。つまり、たった一つの引き金によって、あなたはギャンブルへとかりたてられてしまうようになるのです。**引き金−思考−渇望−再開**、というサイクルはなかなか断ち切ることができないものです。

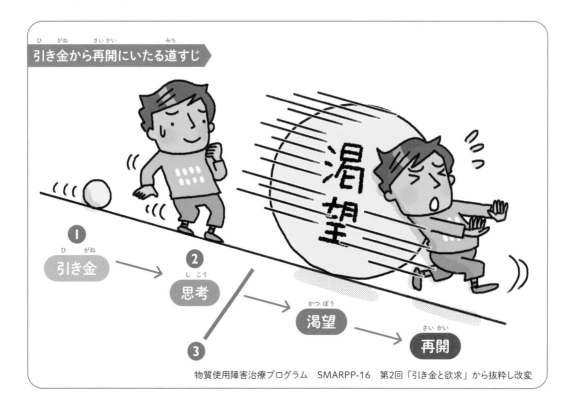

引き金から再開にいたる道すじ

① 引き金 → ② 思考 → ③ → 渇望 → 再開

物質使用障害治療プログラム SMARPP-16 第2回「引き金と欲求」から抜粋し改変

再開にいたる道を途中で断ち切るためのポイントは以下の3つです。

① 引き金を特定し、できるかぎり離れる。
（例：決めた金額以上のお金を持ち歩かない、お金は家族に管理してもらうなど）

② ギャンブルを再開しそうな危ないサイン（黄色シール ※ P.27 を参照）に早めに気づく

③ ②で気づいたら、早めに対処する。

本プログラムでは、上記**①**～**③**について学び、日常生活の中で実践に移していくことでギャンブルから遠ざかった生活を取り戻すことを目指します。今回セッションでは**①**と**③**を整理し、第3回セッションで**②**を整理します。第4回では**①**～**③**のまとめを行い、第5回では回復に向けた備えについて学びます。

それでは、まず上記**①**「引き金を特定し、できるかぎり離れる」から整理していきましょう。

2 外的な引き金と内的な引き金

①外的な引き金…人、場所、物、状況といったあなたの周囲にある引き金

課題1

ギャンブルをするきっかけ（引き金）になりそうなものには ◎ 、そうでないものには ✕ をつけましょう。書かれていること以外にも、引き金になりそうなことがあれば、書き出してみてください。

☐ 一人で家にいるとき
☐ ギャンブル仲間と一緒にいるとき
☐ 暇なとき
☐ お休みの日
☐ 仕事の後
☐ 大きなレースやイベントがある日
☐ 高額な買い物をしたくなったとき
☐ スポーツ新聞を読んでいるとき
☐ 広告チラシを見たとき
☐ 職場でギャンブルの話題を耳にしたとき

☐ テレビの CM を見たとき
☐ ギャンブル雑誌を読んでいるとき
☐ ギャンブルの動画を見たとき
☐ ネット投票のサイトに入ったとき
☐ ギャンブル場の前を通ったとき
☐ ギャンブル場の中に入ったとき
☐ ATM を操作しているとき
☐ 給料日
☐ 手元にお金があるとき

　　　　　　　　　　　円以上

その他

---

②**内的な引き金**…あなたの内側にある引き金（気持ち）

課題2

　ギャンブルをするきっかけ（引き金）になりそうな気持ちには ◎ 、そうでないものには ✕ をつけましょう。書かれていること以外にも、引き金になりそうな気持ちがあれば、書き出してみてください。

☐ 不安　　☐ イライラ　　　☐ わくわく　☐ 自信満々
☐ 満たされない　☐ 悲しい　　☐ 楽しみ　☐ 挑戦的
☐ さびしい　☐ おそれ　　　☐ 幸せ　　☐ リラックスした
☐ 罪悪感　☐ 落ち込み
☐ 焦り　　☐ プレッシャーがある

その他
- -

3 引き金をさけるための工夫

課題3

　課題であげた引き金をさけるために、どのようなことができますか？
実行できそうなことにチェック ☑ をつけてください。書かれていること以外にも、できそうなことがあれば、書き出してみてください。

☐ 他の人にお金を管理してもらう
☐ 財布の中は硬貨だけにする
☐ 決めた金額（　　　　　　　円）以上は持ち歩かない
☐ クレジットカードを解約する
☐ 銀行のキャッシュカードを家族に預ける
☐ サラ金・銀行ローンの貸付自粛制度を利用する
☐ ギャンブルのネット投票の会員登録を解約する
☐ ギャンブルのネット投票の利用を規制する制度を活用する
☐ ギャンブル場の前を通らない
☐ ギャンブルの新聞広告や雑誌を読まない
☐ インターネットでギャンブルのサイトや動画を見ない
☐ 平日の昼間は仕事をする
☐ 平日の昼間は通所施設に通う
☐ 休日の予定がない日は、ジムや図書館に通う
☐ お金をあつかう仕事をさける
☐ ギャンブル仲間と距離をとる
☐ ギャンブルの問題を友人や同僚に伝えて、配慮してもらう
☐ スマートフォンをガラケーに変える

その他
- -

4 ギャンブルについての考えを断ち切る対処（思考停止法）

　ギャンブルの再開には、一連の流れがあることを私たちは学びました。この流れが始まらないように、最初の引き金を徹底的にさけることが大切です。ですが、私たちの普段の生活の中には、引き金は無数にあり、全てをさけることは不可能に近いでしょう。

　この流れを断ち切るもう一つの方法を紹介します。もし引き金に出会ってしまって、ギャンブルのことを考えてしまったときの対処です。ギャンブルのことを考え続けると、はじめは小さかった渇望があっというまに大きくふくれあがります。この状態になってしまったら渇望に打ち勝つことは困難です。ですから、考えはじめの段階でストップをかけることが大切です。考えている自分に気付いたら、すぐその考えを断ち切りましょう。この考えを断ち切る対処を「思考停止法」と呼びます。

課題4

　以下の対処1〜5（思考停止法）の中で、実行できそうなものにチェック ☑ をつけてください。

☐ **対処1** スイッチ

　スイッチやレバーの絵を頭に思い浮かべ、そのスイッチを切ると同時に、ギャンブルに関する考えを捨て去る。

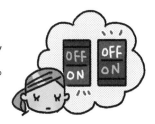

☐ **対処2** 輪ゴム

　輪ゴムを手首につけ、その輪ゴムをパチンとはじいて「だめ!」と言う。その後、気持ちをきりかえて何か別のことを考える。

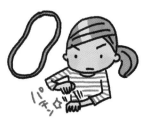

☐ **対処3** リラックス

　息を深くすいこんで、ゆっくりと息をはきだす、これを3回続ける。だんだんと張りつめた気持ちがゆるんでくる。

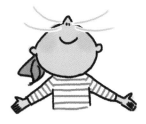

☐ **対処4** 電話

　誰かに電話して気持ちを話す。話を聞いて欲しいときに電話できる人を何人かさがし、前もって頼んでおく。

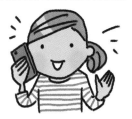

物質使用障害治療プログラム　SMARPP-16　第2回「引き金と欲求」から抜粋し改変

対処 5　その他

　以下は、過去にこのプログラムを受けた仲間が活用した対処です。

- [ ] 好きな音楽を聴く
- [ ] 好きな動画を見る
- [ ] 携帯の待ち受け画面（家族や動物の写真など）を見る
- [ ] メールや LINE でギャンブルをしたい気持ちを相談できる人に伝える
- [ ] 腕に付けたプロミスリングを見る
- [ ] コップ一杯の水を飲み干す
- [ ] アクシデントカード
  （ギャンブルを続けてきた結果起きたこと（P.2 を参照）を書いた名刺サイズのカードを読み返し、苦しかった頃を思い出す）
- [ ] スワイショウ（P.25 を参照）
- [ ] 数息観（P.26 を参照）

　書かれていること以外に、ギャンブルについての考えを断ち切るのに役立ちそうな対処があれば書き出してみてください。

まとめの課題

　次回のプログラムまでに、以下の①②について実行してみたいことをそれぞれ記載してください。

① 引き金をさけるための工夫
（P.6 課題 3 を参考に実行してみたい工夫を記載してください）

----

② ギャンブルについての考えを断ち切る対処（思考停止法）
（P.7 ～ P.8 課題 4 を参考に実行してみたい対処を記載してください）

第 3 回

再開を防ぐために

1 再開と再発

「再開」と「再発」という言葉はよく似ていますが、このプログラムでは、2つの言葉を違う意味で使います。まず、「再開」とは「ギャンブルをしばらくやめていたのに、またやってしまうこと」の意味です。一方、「再発」とは、「まだギャンブルをしていなくても、以前ギャンブルをしていたときに見られた悪い行動や思考のパターンが再び現れてくること」の意味で使います。いいかえれば、再発は「再開の前ぶれ」といえるでしょう。つまり、実際にギャンブルを「再開」してしまう前に、すでに「再発」が始まっていると考えてください。そして、この「再発」の症状に気づかないまま、何も手を打たないで放っておいた後には、必ずといっていいほど、「再開」がやってくるのです。

けれども、再発について学び、再発のサインに気づく方法を知っておくことで、ギャンブルの再開にいたる前に歯止めをかけることができます。再発のサインとして「悪い行動パターン」と「正当化」の2種類があり、これらについて学んでいきましょう。

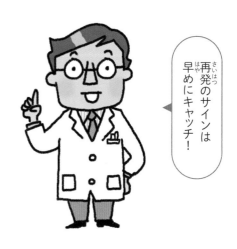

再発のサインは早めにキャッチ！

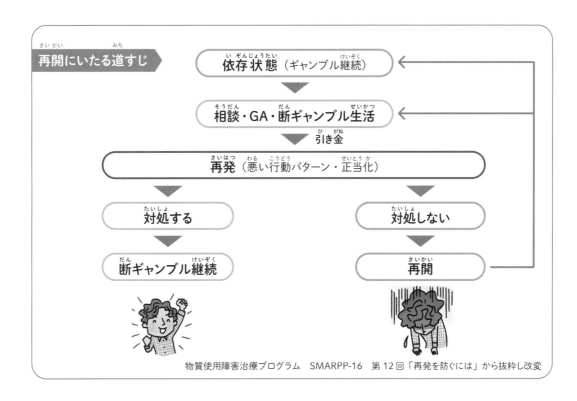

再開にいたる道すじ

依存状態（ギャンブル継続）

相談・GA・断ギャンブル生活

引き金

再発（悪い行動パターン・正当化）

対処する → 断ギャンブル継続

対処しない → 再開

物質使用障害治療プログラム　SMARPP-16　第12回「再発を防ぐには」から抜粋し改変

2 悪い行動パターン

　どんな人でも、ギャンブルにのめり込んでいる状況が続くと、一定の行動パターンが現れてきます。その行動パターンとは、ギャンブルを続けるための資金をなんとかして手に入れようとしたり、ギャンブルをしていることを隠すために嘘をついたり、約束をやぶる、不誠実になるといった行動です。これを「悪い行動パターン」と呼びます。

　これらは全て、ギャンブルにのめり込んでいる際に起きてくる行動の典型例ですが、これらの行動が「断ギャンブル中」にも現れてきた場合は、再発のサインといえます。こうしたサインに気づいたら、自分の生活状況をもう一度見直してみて、早めに第2回のセッションで学んだような工夫や対処をすることが肝心です。

課題1

　次の中から、ギャンブルにのめり込んでいた当時のあなたに当てはまるものを選んで、チェック ☑ をつけましょう。書かれていること以外の「悪い行動パターン」があれば、それも書き出してみてください。

☐ 嘘をつく　　　　　　　　　　　☐ タバコやお酒の量が増える

☐ 約束をやぶる　　　　　　　　　☐ ギャンブル場の前を何度も通る

☐ 家事や子育てを怠る　　　　　　☐ インターネットで
　　　　　　　　　　　　　　　　　ギャンブルの情報を調べる

☐ 仕事を無断で休む　　　　　　　☐ 新聞でギャンブルの情報欄を読む

☐ 家族との会話が減る　　　　　　☐ ギャンブル情報誌を読む

☐ 友人との関わりが減る　　　　　☐ ギャンブル関連のチラシを見る

☐ 他の趣味に興味をなくしている　☐ ギャンブルの動画を見る

☐ 健康や身だしなみに気を配らなくなる　☐ 金銭管理をきちんとしなくなる

☐ 治療や自助グループへの参加をやめる　☐ 他者のお金や物を盗む

その他

3 正当化（悪魔のささやき）

「正当化」とは、ギャンブルを再開するためのさまざまな言い訳のことをいいます。
ギャンブルに支配されている脳は、あなたがギャンブルを再開するために都合の良いさまざまな言い訳を考え、悪魔のささやきのようにあなたをギャンブル再開へ導こうとします。

「もう二度とギャンブルはしない」と決意していても、再開してしまった経験はありませんか？　また、そのときに以下のような正当化をした経験はありませんか？　これらも再発のサインといえます。こうしたサインに気づいたら、早めに第2回のセッションで学んだような工夫や対処をすることが肝心です。

課題2

以下の正当化の中で、経験したことがあるものにチェック ☑ をつけてください。

- -

正当化1 アクシデントや他の人のせいで…

☐ 上司から理不尽なことで叱られた。ムシャクシャした気持ちをはらすためには、ギャンブルが一番だ。

☐ 家族から口うるさく注意された。誰も信頼してくれないのなら、ギャンブルをやめても、やめなくても何も変わらない。

☐ 職場の友人がギャンブルの話をしていたから、ギャンブルがしたくなった。しかたない。

☐ 友人から誘われ、断り切れなかった。

- -

正当化2 破滅的な出来事のせいで…

☐ 配偶者（恋人）から別れを告げられた。すごくショックで、ギャンブルをせずにはいられない。

☐ 仕事をクビになった。もう、やけっぱちだ。

☐ 借金が多額でどうしようもない。返すためには、ギャンブルしかない。

- -

正当化3 今日は特別な日だから…

☐ 難しいプロジェクトを無事に終え、頑張った自分にご褒美だ。

☐ 今日は特別な記念日だから、お祝いに、今日一日だけ楽しもう。

- -

正当化4 依存症はもう治った

☐ しばらくギャンブルをやめていたから、もう適度にギャンブルができるのではないか。

☐ 適度にギャンブルをできるか、一度試してみよう。

☐ もうあのときのような過ちはおかさないから大丈夫だ。

正当化 5 その他のいろいろな理由のせいで…

☐ 一度だけなら良いだろう。
☐ これで最後だから。
☐ 財布の中の1万円だけで打ち止めにするから。
☐ 友人は酒やタバコをするのに、なぜ私は唯一の楽しみのギャンブルさえもしてはいけないのか。

その他

まとめの課題

① これから起きそうな「悪い行動パターン」や「正当化」はどのようなものがありますか?

② ① の「悪い行動パターン」や「正当化」をどのような方法で安全に乗り越えますか? P.6 ～ P.8 の工夫や対処を参考にしながら考えてみましょう。

第 4 回

私の道しるべ

「もうギャンブルはしないと決心した。私は意志が強い人間だから大丈夫」「今はあのときとは違って、強い意志をもっているから、借金をしてまでギャンブルをするようなことはない」これらのように、強い意志をもつことは大切なことですが、それだけでは安全とは言えません。

ギャンブルから離れていることに成功した人は、意志の力だけで成功したわけではありません。上手に工夫や対処をしているから成功したのです。上手な工夫と対処とは、これまで学んできた「引き金をさける」「ギャンブル再開の危ないサインに気づいたら早めに対処する」などといった行動のことをいいます。したがって、あなたのギャンブル問題を改善していこうとする強い意志は、「引き金をさける」「ギャンブル再開の危ないサインに気づいたら早めに対処する」などといった具体的な行動として表していくことが肝心です。

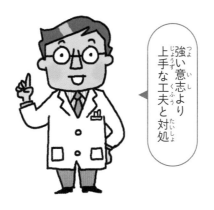

強い意志より上手な工夫と対処

1 引き金（復習）

引き金とは、ギャンブルへの渇望を引き起こす、きっかけとなるものをいいます。引き金は、人・場所・物・状況などといったあなたの周囲にある「外的な引き金」と、あなたの内側にある気持ちといった「内的な引き金」に分けることができます。

2 錨

錨とは、船が潮に流されないように海中に下ろす錘のことをいいますが、本プログラムでは、あなたがギャンブルの欲求に流されてしまわないように、クリーンな状況に留めてくれる働きをするものを「錨」と呼びます。

あなたは、「この人だけは絶対に悲しませたくない」「さすがに、ここにいるときはギャンブルをしない」「こんな状況ならギャンブルは絶対にしない」というようなことはありませんか？ これらが、あなたの錨といえます。この錨は、あなたの断ギャンブルを助けてくれる、灯台の光のような存在となります。

私の道しるべ

課題1

引き金表を作成しましょう。あなたの生活に関係する場所、人、物などについて、ギャンブルに関係している度合いに応じて書き出してみましょう。

再開の可能性

100% ← → 0%

	いつも・たいてい	あまりない	けっしてない
場所			
人			
物			
状況			
気持ち			

\アドバイス/

危険 すぐに立ち去ろう	危険性は低いが 要注意	これら中心の 生活をしよう（錨）

再開へいたる道すじ

課題2

「私の道しるべ」で記載した、引き金（再開の可能性が「いつも・たいてい」）を参考に、あなたのギャンブル再開にいたる道すじをえがいてみましょう。下記の「引き金4」から「引き金1」の順で、可能な範囲で記載してください。

引き金1

↓ 1

引き金2

↓ 2

引き金3　　　　　　　　　　　　　　　円以上のお金（を下ろす、借りる）

↓ 3

引き金4　ギャンブル場の「　　　　　　　　　　　　　　　」（に行く）

↓ 4

ギャンブル再開

まとめの課題

あなたは、上記の矢印の1～4のタイミングのどこで、ストップをかけることができますか？　また、どのような工夫や対処でストップをかけますか？

ストップ可能な矢印番号 ＝

- -

ストップするための工夫や対処 ＝

- -

第 **5** 回 回復への道のり

I ギャンブルの代わりに楽しめる活動

ギャンブルを断ちたいと思っている方の中には、「ギャンブルが唯一の楽しみです」「ギャンブル以外で何をしていいかわからない」と言われる方も多いものです。多くの方にとって、ギャンブルを始めた頃は、ギャンブルは生活のほんの一部で、他にも楽しめる活動があったかもしれません。しかし、ギャンブルをしているうちに、ギャンブルをしている時間や、ギャンブルについて考えている時間が増え、それまで別の楽しみに使っていた時間が短くなり、ギャンブルが生活の大部分を占めるようになったのではないでしょうか。

ギャンブルの楽しみ方を見直して、ギャンブル問題から回復するためには、ギャンブルをする時間を減らした際に、その空いた時間に楽しめる活動をあらかじめ考えておくことが有効です。その活動は、ギャンブルを始める前にあなたがすでにしていた活動でもいいですし、これまでしたことがないけれども、ひょっとしたら楽しめそうな活動でもかまいません。

こういった、ギャンブルの代わりに楽しめる活動をあらかじめ考えておくことで、いったんやめていたギャンブルを再開してしまう可能性も低くなります。

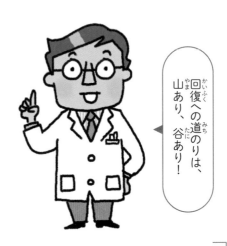

回復への道のりは、山あり、谷あり！

課題1

ステップ1 以下の、楽しめる活動の一覧①と②で、「これはできそうかも」「ちょっとやってみたいかな」と思うものにチェック ☑ をつけてください。
記載された項目以外で思いつくものがあれば、空欄に追記してください。
ステップ2 ステップ1の記載をもとに、③を埋めてみましょう。

---

	① ちょっとの工夫で 気軽にできるコース (ほとんど無料で、手間も少ないコース)	② 更なる工夫で ちょっと特別感コース (少しのお金、少しの手間をかけるコース)
飲食	☐ 甘いものを食べる ☐ 炊きたてのごはんにふりかけをかけて食べる ☐ コーヒー・紅茶・緑茶を飲む ☐ アイスクリームを食べる	☐ お気に入りのカフェに行く ☐ 自宅で鉄板焼き・たこ焼きをする ☐ ラーメンを食べる ☐ Ｂ級グルメの食べ歩き ☐ 焼き肉・寿司を食べに行く

体を動かす

- ☐ ストレッチ・体操・ヨガ・瞑想
- ☐ 筋トレ
- ☐ ウォーキング・散歩
- ☐ ジョギング
- ☐ 自転車に乗る
- ☐ YouTube に合わせて踊ってみる
- ☐ スポーツジムに行く
- ☐ マリンスポーツ・ウインタースポーツをする
- ☐ スケボー・キックボードをする
- ☐ 球技・格闘技・水泳・ビリヤードをする
- ☐ バッティングセンターに行く
- ☐ ボルダリングジムに行く

テレビ 映画 DVD

- ☐ テレビスポーツ観戦
- ☐ 録りためたドラマ・映画を見る
- ☐ お笑い番組や面白いテレビを見て笑う
- ☐ YouTube を見る
- ☐ DVD・ブルーレイを借りに行く
- ☐ 月額制見放題サービスで、ドラマを1シーズン全部見る
- ☐ 映画を見に行く

音楽

- ☐ 好きなアーティストの曲を聴く
- ☐ 落ち着くクラシック音楽を聴く
- ☐ 昔よく聴いた音楽を聴いてみる
- ☐ 車で音楽を流しながら、声に出して歌う
- ☐ 好きなアーティストの CD を買う
- ☐ コンサートに行く
- ☐ オンラインコンサートに参加する
- ☐ 音楽ライブの DVD を借りて見る

動植物 自然に親しむ

- ☐ 自然に触れる
- ☐ 犬の散歩をする
- ☐ 犬や猫と過ごす
- ☐ スマートフォンで「空」を撮る
- ☐ 自然の中を一人で黙々と歩く
- ☐ 自然の風景を写真に撮る
- ☐ 畑に行く
- ☐ 花づくり
- ☐ 果実づくり
- ☐ キャンプに行く
- ☐ ペットショップに行く
- ☐ 草刈り
- ☐ 野菜づくり
- ☐ 海を見に行く
- ☐ カブトムシやクワガタの飼育
- ☐ 金魚やメダカの飼育
- ☐ ツリークライミング

お出かけ 外出

- ☐ コンビニ
- ☐ 100円ショップ
- ☐ ホームセンター
- ☐ 書店
- ☐ 近所をドライブ
- ☐ 道の駅
- ☐ 図書館
- ☐ 温泉・サウナ
- ☐ 漫画喫茶に行く
- ☐ 美術館に行く
- ☐ 神社巡り
- ☐ 登山・ハイキング
- ☐ 長距離ドライブ
- ☐ サイクリングに出かける
- ☐ 演劇を見に行く
- ☐ お城巡り
- ☐ 廃線・廃駅巡り
- ☐ 電車に乗ってみる
- ☐ 県内にプチ旅行

趣味

- ☐ 料理
- ☐ 習字
- ☐ 俳句をつくる
- ☐ 囲碁・将棋をする
- ☐ パズルをする
- ☐ クロスワードパズルをする
- ☐ 釣り
- ☐ 絵を描く
- ☐ 大人の塗り絵をする
- ☐ 数独
- ☐ 読書
- ☐ そば打ち・パン作り
- ☐ 大工作業・DIY
- ☐ カラオケ
- ☐ ミニ四駆・ラジコン・ドローンの操縦
- ☐ プラレールや模型づくり
- ☐ 簡単な楽器（ウクレレなど）を始めてみる

心がけ

- ☐ 物を捨てる
- ☐ 掃除をする・片付けをする
- ☐ 整理整頓をする
- ☐ 皿洗いをする
- ☐ 洗濯をする
- ☐ 新聞を読む
- ☐ 洗車をする
- ☐ スマホ内のアプリを整理する
- ☐ 小さな親切（例：電車の席をゆずるなど）
- ☐ やることメモをクリアさせる
- ☐ 仕事を頑張る
- ☐ 部屋の模様替えをする
- ☐ ボランティアに参加する
- ☐ 資格の勉強をする
- ☐ 語学を勉強する
- ☐ 部屋の模様替えをする

コミュニケーション	□ 家族の笑顔を見る □ 親しい友人と話をする □ 出会った人にあいさつをする □ 子どもの習い事の送迎をする □ 子どもと遊ぶ □ お店の店員さんにお礼を言う	□ お茶をしながら友達とおしゃべり □ 習い事や地域のサークルに参加する □ 家族とショッピングセンターに行く □ 友人と会食をする □ 気心の知れた人と飲みに出かける □ 自宅で飲み会を開催する

③ あなたの No.1を書こう	①ちょっとの工夫で気軽にできる コースでの No.1	②更なる工夫で ちょっと特別感コースでの No.1

　ギャンブルが中心だった生活の中で、ギャンブルではない新たな活動を取り入れることは大きなエネルギーが必要です。時には「ギャンブルのない日常」へ向かうことに対して、不安を感じることがあるかもしれません。その不安は正常な反応です。誰でも普段の日常に変化を起こそうとするときには不安を感じるものです。裏返せば、「不安」は変化が起こる前のシグナルなのです。もし、ギャンブルが中心だった生活に変化を加えようとすることに対し不安を感じたなら、迷わず前へ一歩を踏み出してください。その一歩がギャンブル問題から抜け出すきっかけになるのです。

課題2

課題1 の③の内、これから1ヶ月以内に、実行してみたいことをあげてください。

2 　回復への道を歩むヒント

　私たちのギャンブル問題は一日で生じるものではなく、また、一日で解決するということもまずありません。これまであなたは回復に向けて、ギャンブルをやめよう、減らそうと何度も決意し、努力を繰り返してきたのではないでしょうか。しかし、ギャンブルの行為をコントロールすることはとても難しく、回復に向けてはさまざまな困難が待ち受けています。

課題3

　これまでに、ギャンブルをやめよう（減らそう）と決意（または約束）し、その結果、上手くいかなかった経験はありましたか？　あれば、具体的に教えてください。

上手くいかなかった経験　　　　　　　　　あった　・　なかった

- -

具体的な例

- -

　ここで回復への道のりについて考えるヒントとなる、ある物語を紹介します。ギャンブルをやめようとプログラムに取り組んできた主人公の島根太郎さんは、とあるきっかけでギャンブルを再開してしまい、断ギャンブルへの努力を諦めそうになりますが、しかし…。

「回復への分岐点」（架空事例）

　島根太郎さんは、大学2年生の夏に友人の誘いでパチンコを始めました。当初は趣味の範囲で楽しんでいましたが、社会人になった頃から負けを深追いし借金をするようになりました。徐々にギャンブルの種目はパチンコから競馬へと移行し、以前は楽しめていたギャンブルは「借金返済の手段」へと変わっていきました。27歳の頃には借金が200万円に膨らみ、自宅に督促状が届いたことで借金の存在が家族に発覚しました。「ギャンブルを二度としない」と約束し、両親に借金を肩代わりしてもらいました。

　その後、結婚し子どもも生まれ、しばらく競馬をやめていましたが、33歳の頃にふと競馬のテレビ中継を見たことがきっかけで競馬を再開し、35歳の頃には借金が400万円にまで達し、再び家族に発覚しました。心配した家族の強い勧めで専門機関への相談につながり、そこでSAT-Gという支援プログラムを勧められました。受講することに不安はありましたが、ギャンブルにたよらない生き方を取り戻したいとの思いから、断ギャンブルを目標にプログラムを受けることを決意しました。

　プログラムを開始してから3ヶ月間、順調に断ギャンブルを継続し、少しずつギャンブルのない生活に慣れてきた頃、職場の喫煙所で同僚から「競馬で大勝ちした話」を聞いたことがきっかけで競馬を再開し、その日のうちに小遣いの全てを競馬に使い込んでしまいました。

　島根さんは、「せっかく3ヶ月も努力してきたことが水の泡になってしまった」と考え、回復に向けた努力を諦めそうになりました。しかし、プログラムのテキストを読み返したところ、自分が何故ここまで頑張ってきたかを思いだし、その結果「ギャンブル再開は一時的な停滞にすぎない。今回の失敗を次に活かせばこれまで以上にたくましくなれる。」との考えに至りました。その後プログラムを続けた島根さんは競馬を再び断ち、現在は3年間競馬を断ち続けています。

島根さんは、ギャンブルをやめるという目標を諦めそうになりましたが、テキストを読み返し、自らを励まして、最終的には目標を達成しました。ギャンブル問題における回復への道のりは、島根さんの気付きが大きなヒントになります。ギャンブルの再開は、たとえあなたの歩みを一時的に遅らせることはあっても、決してあなたの回復への歩みをはばむものではないのです。目標に向かう道のりを諦めず歩み続けてさえいれば、いつか必ず目標に到達できるのです。もしあなたが、ギャンブルの再開を、ちょうど島根さんがテキストを読み返し、考え直したように、単なる「一時的な停滞にすぎない」と感じたならば、もう一度回復に向けて歩き始めてみませんか？　その一歩一歩は必ずや、回復へとつながっていくはずです。

3 将来、ギャンブルを再開してしまったら?

上記 2 では、ギャンブルを再開したとしても諦めず回復に向かって前へ進むことが大切であることを学びました。仮に将来ギャンブルを再開してしまった場合、あなたはどんな対処を取りますか？　「現段階でギャンブル再開のことを想定することはおかしい」と思われるかもしれません。ですが、例えば防災訓練が「万が一の災害」に備えて、適切な行動がとれるよう準備することであるように、ギャンブルを再開した場合の対策を考えておくことは、ギャンブル再開による被害を最小限に食い止めるための備えとなるのです。

まとめの課題

今後あなたがギャンブル問題からの回復の途中でつまずき、ギャンブルを再開してしまったとき、あなたがすぐにできる対処にはどんなことがありますか？
できそうなことにチェック ☑ をつけてください。書かれていること以外にあれば書き出してみてください。

□ **これまで相談したことがある相談機関にもう一度相談してみる**
　　[相談機関：　　　　　　　　　　　　　　　　　　　　　　　　　]
□ **信頼できる人に相談する**
　　[相談する人：　　　　　　　　　　　　　　　　　　　　　　　　]
□ **プログラムに参加してみる**
　　[プログラム名：　　　　　　　　　　　　　　　　　　　　　　　]
□ **自助グループ（※）に参加してみる**
　　[自助グループ名：　　　　　　　　　　　　　　　　　　　　　　]

その他

※ 自助グループとは、同じ病気や問題で悩んだ経験がある人たちが集い、お互いに助け合いながら回復を目指す、自発的なつながりで結びついたグループです。依存の問題からの回復にとても有効です。自助グループの開催情報はスタッフにご確認ください。

回復のために ～正直さと仲間～

1 真実を伝えること

　ギャンブルをしたことを隠すため、自分を心配してくれる誰かに嘘をついたことはありませんか？　ギャンブルにのめり込んでいると、どうしても嘘をつくことが多くなってしまいます。

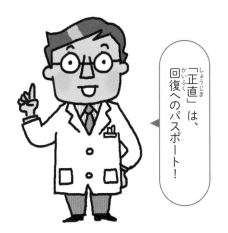

「正直」は、回復へのパスポート！

課題1

❶ あなたは、ギャンブルをしたこと（あるいはギャンブルをこれからすること）を隠すため、嘘をついたことがありますか？

嘘をついたことが　　　　　　　　　ある　・　ない

- -

❷ 「ある」の場合は以下で経験したことがあるものにチェック ☑ をつけてください。書かれていること以外にあれば書き出してみてください。

　☐ ギャンブルに行くための嘘
　☐ ギャンブルに行ったことを隠すための嘘
　☐ ギャンブルをするための資金を得るための嘘
　☐ ギャンブルにともなう借金を返すための嘘
　☐ ギャンブルが原因で、使ってはいけないお金に手を出したことを隠すための嘘
　☐ ギャンブルが原因で、約束を守れなかったことを隠すための嘘

その他

- -

　断ギャンブルを続けるためには、自分自身に素直で、同時に他の人に正直であるということがとても重要です。
　たとえば、あなたが、「しばらくやめていたギャンブルを昨日再開した」ことを誰かに話そうか話すまいか、悩んでいる場面を考えてみましょう。あなたは、「そんな

ことを言ったら、怒られるのではないか」「失望させてしまうのではないか」などと心配になるかもしれません。しかし、回復のためには、あなたのギャンブル問題を共に取り組んでくれる信頼できる人に、ギャンブルをしたことや、したくなった気持ちを正直に話せるようになることが何よりも大切です。

　やめようと試みはじめたからといって、すぐにきっぱりやめられるとは限りません。したい気持ちは時には出てきますし、頑張っているにもかかわらずギャンブルを再開してしまうこともあるかもしれません。しかし、失敗はチャンスです。勇気がいることですが、信頼できる人に正直に話をすることは回復へのパスポートです。

2　新しい仲間をつくる

　ギャンブルに関して正直に話せることは大切ですが、誰にでも正直に話すことは難しいでしょう。たとえ家族や友人であっても「ギャンブルをする人の気が知れない」という人には、なかなかあなたの「ギャンブルをやめようとしている気持ち」や「ときどきギャンブルをやりたくなる気持ち」を分かってもらうことは難しいかもしれません。ですから、「もともとギャンブルをしていたけれど、今は改善に向けて努力している」という仲間をつくることが大切です。GAのような自助グループには、そのような仲間がたくさんいます。

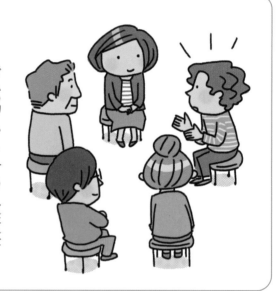

自助グループとは

　自助グループとは、同じ病気や問題で悩んだ経験がある人たちが集い、お互いに助け合いながら回復を目指す、自発的なつながりで結びついたグループです。依存の問題からの回復にとても有効です。ギャンブル問題については、本人のグループとしてギャンブラーズ・アノニマス（GA）などがあります。また家族のグループとしては、ギャマノンや全国ギャンブル依存症　家族の会などがあります。いずれも全国各地で活動しています。

課題2

身近にはどのような自助グループがあるか確認してみましょう。

～お近くの自助グループ～

グループ名	曜日	時間	場所

あなたには、正直にギャンブルの問題を打ち明けられそうな人（ギャンブル問題に共に取り組める家族、友人、支援者など）あるいは場所（自助グループやこのプログラムなど）がありますか？　ない人は、どうしたら見つけられそうですか？

打ち明けられそうな人や場所

どうしたら見つけられるか

世界中で一か所でもいいので、「ここでは正直に話せる」という場所をつくりましょう。秘密を守ってくれて、責めたり、非難したりしないで、あなたのことを心配してくれる場所です。ギャンブル問題の専門相談窓口や自助グループはそんな場所の一つです。そして、安心して話せる仲間や支援者と共に努力を積み重ねることで、必ず回復していけることを忘れないでください。

豆知識
引き金のビッグ3

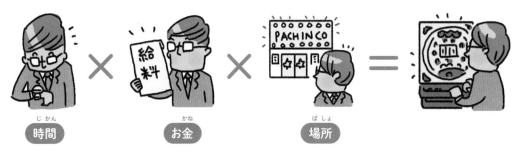

時間 × お金 × 場所

「引き金のビッグ3」とは、ギャンブル行動が成立するために欠かせない引き金である「時間」「お金」「場所」の3つのことを指します。逆に言えば3つの引き金のうち、どれか一つでも欠けるとギャンブルをすることはできません。数学のかけ算で例えるなら「10×20×0＝0」のように、かける数字の中に一つでも「0」があれば、他に何をかけても答えは必ず「0」となるように、「時間」「お金」「場所」の内どれか一つでも「0」であれば、ギャンブルは「0」になるのです。

引き金のビッグ3

時間 ＝ ギャンブルをするための時間

ワンポイント 近年は、スマートフォンで短時間でもギャンブルができます。仕事の合間でもギャンブルをすることができるため、スマートフォンを使用したギャンブルは時間への対処が困難です。この場合は、仕事の合間の「時間」にスワイショウ（P.25）を取り入れたり、スマートフォンそのものへの対処（ガラケーに変えるなど）も工夫の一つです。

お金 ＝ ギャンブルに投じるために必要なお金やお金へのアクセス

ワンポイント 近年は、ネット口座を介してギャンブルをすることもできます。この場合は、ネット口座そのものを解約するなどの工夫も有効です。

場所 ＝ ギャンブル場やネット投票ができるサイト

ワンポイント 近年は、スマートフォンを介してギャンブルができる時代です。ネット投票サイトという場所が引き金になる場合は、そのサイトへ入らないまたは利用規制をかけることなどの工夫が有効です。スマートフォンそのものへの対処も工夫の一つです。

引き金を避ける工夫のポイント

引き金ビッグ3の全てを避けることは大変なエネルギーと時間を要します。そのため、まずは取り組みやすい引き金を一つに絞り、その引き金への対処に注力することから始めることをお勧めします。

ギャンブルについての考えを断ち切る対処①

スワイショウ

　スワイショウは両腕を脱力させて振り、筋肉や関節をほぐす運動の総称で、気功や太極拳の準備運動として行われます。もともとの由来は中国武術の訓練法の一つですが、腕の力を抜いて振るだけの、誰にでもできる運動です。

　ギャンブルについての考えを断ち切る対処としても活用できます。5分〜15分程度続けることがポイントです。以下の2つのスワイショウを紹介しますので、自分に合った方を試してみてください。

方法：前後に振るスワイショウ

① 足を肩幅に開きます。両足はハの字や逆ハの字にならないように平行にします。
② 腕や肩の力を抜き、腕を前後に振ります。
　（前に3、後ろ7くらいの力で、後ろをやや大きく振るとよいでしょう）

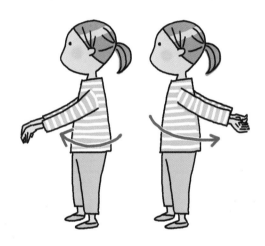

方法：ねじりのスワイショウ

① 腕の力を抜いたまま腰をひねって胴体を軸回転させます。
② 体にまとわりつくように腕を振ります。

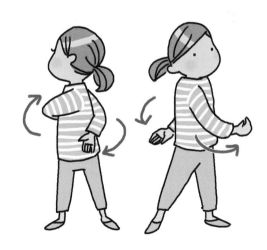

ギャンブルについての考えを断ち切る対処②

数息観

　「数息観」とは、静かに自分の息を数えながら呼吸を観察することです。インドにおいて昔から行われた修行の方法が仏教と共に中国に伝わり、さらに日本に伝わって来たといわれています。

　ギャンブルについての考えを断ち切る対処としても活用できます。5分程度続けることがポイントです。ぜひ試してみてください。

方法

・椅子に浅く腰掛け、軽く姿勢を正します。
・口からゆっくり息を吐ききることを、3回繰り返します。吸う息は自然にまかせます。
・もう一度軽く姿勢を正します。
・ここからは鼻呼吸に移ります。鼻から息が出ていき、鼻から息が入ってくる自分を観察していきます。鼻から息が出ていき、入ってくるのをひとまとまりとして、「いーちー」「にーいー」というように心の中で数えていきます。

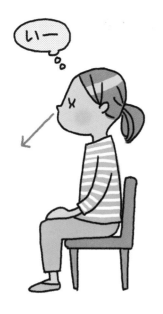
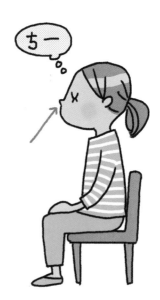

・鼻から息が出ていき、入ってくるのを 10 まで数えたら、1 に戻って再び 10 まで数えます。これを 5 分程度繰り返します。
・呼吸を数えているときにギャンブルなど他のことが頭に浮かんだり、外の物音などに注意が向いたら、そんな自分を「ダメだ」などと否定せず、自分にやさしく「オッケー」と心のなかで声をかけ、そっと1にもどりましょう。
・終えるときは、ストレッチなどで、区切りをつけるとよいでしょう。

カレンダーの使い方

カレンダーの使い方

（1）使い方

①毎日夜寝る前に、一日を振り返って、下記の状況に一番近いシールを貼ってください。

　■ 青… ギャンブルをしたいと思うことのない安全な一日だった。

　□ 黄… ギャンブルをしたいと思った（または、ギャンブルのことが頭をよぎった）が、我慢した。

　■ 赤… ギャンブルをした。

②黄色や赤シールのときは、そのきっかけとなった出来事も、分かる範囲で簡単に書いてください。

　例）「上司から叱られた」「夫婦喧嘩をした」「お祝いごとがあった」など

③赤シールのときは、ギャンブルの種目、費やした時間、当初の予定金額、勝ち負けの差額を記載してください。

（2）シールを貼るポイント

・黄色や赤シールを貼ることは決して悪いことではありません。そこからたくさんの発見があるかもしれません。

・大切なのは、自分に正直にシールを貼ることです。

カレンダー

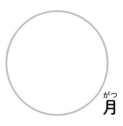

月

( )	( )	( )	( )	( )	( )	( )
1	2	3	4	5	6	7
8	9	10	11	12	13	14
15	16	17	18	19	20	21
22	23	24	25	26	27	28
29	30	31				

予定表

memo
_____

プログラムの予定

セッション	予定日	実施後のサイン（スタッフ記入）
第1回	月　日（　）　　：	
第2回	月　日（　）　　：	
第3回	月　日（　）　　：	
第4回	月　日（　）　　：	
第5回	月　日（　）　　：	
アンコール	月　日（　）　　：	

ギャンブル障害回復トレーニングプログラム（SAT-G）
活用ガイドブック

2022 年 2 月 20 日　発行

監　修　　　松本俊彦（まつもと・としひこ）

編　著　　　小原圭司（こばら・けいじ）・佐藤寛志（さとう・ひろし）

発行者　　　荘村明彦

発行所　　　中央法規出版株式会社
　　　　　　〒 110-0016　東京都台東区台東 3-29-1　中央法規ビル
　　　　　　TEL　03-6387-3196
　　　　　　https://www.chuohoki.co.jp/

印刷・製本　株式会社太洋社

装丁・本文デザイン　　加藤愛子（株式会社オフィスキントン）

本文イラスト　　　　　すぎやまえみこ